Betreuung drogenabhängiger Schwangerer und ihrer Neugeborenen

Ludwig Gortner, Joachim W. Dudenhausen (Hrsg.)

Betreuung drogenabhängiger Schwangerer und ihrer Neugeborenen

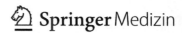

Herausgeber

Prof. Dr. med. Ludwig Gortner
Klinik für Kinder- und Jugendheilkunde
Medizinische Universität Wien
Währinger Gürtel 18–20
A-1180 Wien

Prof. Dr. med. Joachim W. Dudenhausen
ehemals: Charité Universitätsmedizin Berlin
Klinik für Geburtsmedizin
Augustenburger Platz 1
13353 Berlin

Bibliografische Information der Deutschen Bibliothek
Die Deutsche Bibliothek verzeichnet diese Publikation in der Deutschen Nationalbibliografie;
detaillierte bibliografische Daten sind im Internet über http://dnb.ddb.de abrufbar.

Springer Medizin Verlag GmbH, München 2017
Springer Medizin ist Teil der Fachverlagsgruppe Springer Nature

Titelbild: © Sangoiri/AdobeStock, modifiziert
Satz: Fotosatz Detzner, Speyer
Druck: Medienhaus Plump GmbH, Rheinbreitbach
Printed in Germany

ISBN 978-3-89935-306-8

Inhalt

Vorwort

Die intrauterine Drogenexposition hat Konsequenzen für das Neugeborene. Wegen dieser schon länger bekannten Folgen für das Kind ist die Betreuung drogenabhängiger Schwangerer eine wichtige Aufgabe aller Mitglieder der Gesundheitsberufe. Ziel der Betreuung drogenabhängiger Schwangerer ist, Mutter und Kind vor den Folgen des Drogenkonsums in der Schwangerschaft zu bewahren bzw. das Risiko zu mindern. Um dies zu erreichen, ist es wichtig, die pharmakologischen Grundlagen der intrauterinen Exposition und deren Langzeitfolgen zu kennen. Auf der Basis dieser Kenntnisse sind sachlich angebrachte Maßnahmen in der Betreuung von drogenabhängigen Schwangeren sowie von Kindern drogenabhängiger Mütter möglich.

Die „Stiftung für das behinderte Kind – Förderung von Vorsorge und Früherkennung" hat sich seit der Gründung vor etwa 50 Jahren das Ziel gesetzt, einzelne Projekte und Kampagnen zur Aufklärung der Öffentlichkeit über die notwendige Änderung des Lebensstils in der Schwangerschaft und über die Risikovermeidung vor und während der Schwangerschaft, wie Adipositas, Alkohol-, Nikotin- oder Drogengenuss, zu initiieren und zu fördern.

Die Stiftung hat daher in dem Symposium über die „Betreuung drogenabhängiger Schwangerer und ihrer Neugeborenen" im Dezember 2015 wichtige Aspekte durch hoch sachverständige Referenten zusammengetragen, die in diesem Band vervollständigt vorgelegt werden.

Ludwig Gortner, Joachim W. Dudenhausen
Wien, Berlin, im Januar 2017

1 Langzeitkonsequenzen der intrauterinen Drogenexposition

Ludwig Gortner

Einleitung

Die intrauterine Drogenexposition hat neben der potenziellen primären Schädigung für die Schwangere auch tiefgreifende kurz- und langfristige Konsequenzen für das Neugeborene. Hierbei sind zunächst die unmittelbaren Konsequenzen in Form des neonatalen Drogenentzugssyndroms zu berücksichtigen, die nach Daten aus den USA [26] in ihrer Häufigkeit zwischen 2000 und 2009 um den Faktor 3,5 angestiegen sind: War es im Jahre 2000 etwa eines von 1000 Neugeborenen, das stationär in neonatologischen Stationen betreuungsbedürftig war, stieg die Anzahl auf knapp 3,5 im Jahre 2009 an. Die daraus resultierenden, berechneten Behandlungskosten waren parallel um den Faktor von rund 1,5 im Mittel pro Patient gestiegen. Die direkten Behandlungskosten pro Patient und Aufenthalt lagen im Jahr 2000 bei ca. 6600,– US$ und stiegen bis 2006 auf 9600,– US$ an [26].

Neueste Daten, die von Tolia et al. im Jahre 2015 im *New England Journal of Medicine* publiziert wurden [31], bestätigen einen weiteren ansteigenden signifikanten Trend der Behandlungszahlen zwischen den Jahren 2009 und 2013, wo es auf dem Boden einer anderen Datengrundlage der Berechnung zu einem Anstieg von 10/1000 auf rund 25/1000 Neugeborene auf entsprechend ausgestatteten neonatologischen Stationen kam. Die offensichtlichen Differenzen in der Häufigkeit des neonatalen Drogenentzugssyndroms resultieren aus Unterschieden in der Struktur der in die Analyse einbezogenen Kinderkliniken bzw. Perinatalzentren.

Desgleichen war entsprechend der letztgenannten Arbeit die mediane Verweildauer von rund 13 auf knapp 16 Tage im Zeitraum zwischen 2004 und 2013 angestiegen, was auf einen zunehmend komplexen mütterlichen Abusus zurückgeführt wird. Aus diesen skizzenhaft dargelegten Daten lässt sich ableiten, dass trotz der bestehenden Präventionskonzepte die Problematik des intrauterinen Drogenentzugs für die neonatologische Akutmedizin weiterhin ein drängendes Problem ist.

Bedauerlicherweise liegen aus Europa keine adäquaten systematischen Zahlen vor, die entsprechend den zitierten Daten aus den USA eine valide Einschätzung des Problems gestatten. Eine aktuelle Studie aus Taiwan belegt, dass nach gezielter Betreuung drogenabhängiger Schwangerer eine Reduktion der Behandlungszahlen des neonatalen Drogenentzugssyndroms möglich ist [10].

Nichtsdestotrotz ist neben der Berücksichtigung der Kosten für das Gesundheitswesen, die wie oben dargestellt einen gewaltigen Anteil einnehmen, die unmittelbare Konsequenz für das betroffene Neugeborene auf seinem weiteren Lebensweg zu berücksichtigen. Unter diesem Aspekt sollen nachstehend innerhalb der verschiedenen Substanzgruppen die Langzeitkonsequenzen nach intrauteriner Drogenexposition aufgegriffen und in Form einer Übersicht behandelt werden.

Hierbei werden primär das fetale Alkoholsyndrom bzw. die fetalen Alkoholeffekte nicht berücksichtigt, da diese im Rahmen einer zuvor abgehaltenen Tagung der Stiftung schon breit thematisiert wurden. Auf entsprechende Publikationen aus den zurückliegenden Jahren wird hierbei verwiesen.

Resultate zu Langzeitkonsequenzen der intrauterinen Drogenexposition

Opioide

Die Konsequenzen der intrauterinen Opioidexposition in Form von Heroin, Methadon sowie Buprenorphin wurden, insbesondere für die beiden erstgenannten Substanzen, bereits in den 70er Jahren des vergangenen Jahrhunderts beschrieben. Hierbei konnten Kandall und Mitarbeiter [18] belegen, dass die intrauterine Drogenexposition zu vermindertem Geburtsgewicht sowie einem reduzierten Kopfumfang als wesentliche anthropometrische Konsequenzen führt. Neuere Studien bestätigen die Folgen der intrauterinen Drogenexposition für das vorgeburtliche Wachstum, sind jedoch in der quantitativen Ausprä-

gung aufgrund der Korrektur um andere Faktoren, wie z.B. intrauterine Tabakrauchexposition, begleitende Infektionen etc., weniger
prägnant. Auf die pharmakologischen Charakteristika dieser sowie der
nachstehend abgehandelten Substanzen wird in Kap. 2 eingegangen
werden.

Hinsichtlich der Langzeiteffekte für die motorische, kognitive
und psychosoziale Entwicklung liegen über die vergangenen zwei De-
kaden Daten vor, die im Wesentlichen auf dem Boden einer Bayley-
Testung unter anderem im Alter von 2 bis 4 Jahren nach intrauteriner
Exposition betroffene Individuen mit Kindern gleichen Gestationsal-
ters sowie einer vergleichbaren sozialen Schichtung vergleichen. Hierbei waren nach Methadonexposition, ebenso wie nach Heroin (wobei
bei letzterer Substanz weniger systematische Daten vorliegen), die
motorischen sowie die kognitiven Entwicklungsscores (MDI-/PDI-
Scores) signifikant vermindert [5].

In der weiteren Testung bis in das Schulkindesalter hinein zeigten
sich nach intrauteriner Drogenexposition vermehrt Probleme hinsichtlich des Konzentrationsvermögens sowie des räumlichen Den-
kens. Daneben wurde in einem Teil der Studien eine vermehrte Häufigkeit externalisierender Verhaltensstörungen berichtet. Die
genannten Studien wurden überwiegend in Nordamerika durchgeführt [17, 19, 29].

Ein weiterer Schwerpunkt bei der Evaluation wurde auf die
Häufigkeit des Aufmerksamkeitsdefizit-Hyperaktivitäts-Syndroms
(ADHS) gelegt. Hier konnte jüngst ein Zusammenhang zwischen
pränataler Exposition gegenüber Paracetamol und einem ADHS gezeigt werden [3, 14]. Die Substanz spielt im Beigebrauch eine wesentliche Rolle, was die Interpretation der nachstehenden Daten er-
schwert.

Hinsichtlich der missbräuchlich eingenommenen Substanzen
zeigt eine Studie aus der Schweiz [30] an 61 Kindern, die vom Neu-
geborenenalter bis zur Präadoleszenz sehr detailliert nachuntersucht
wurden, dass neben der subnormalen kognitiv-intellektuellen Entwicklung im medianen Alter von etwa 5 Jahren auch nach Korrektur
für mögliche relevante Einflussgrößen (im Wesentlichen begleitende
intrauterine Exposition mit Alkohol und Tabakrauch) ein Zusam-

menhang für Opioide nachweisbar war. Auch diese Studie konnte in den weiterreichenden Nachsorgeuntersuchungen einen Zusammenhang von intrauteriner Exposition und Verhaltensauffälligkeiten belegen.

Neueste Daten zeigen in Übereinstimmung mit den zuvor genannten Studiendaten, dass eine Störung der Aufmerksamkeit im Sinne eines ADHS bei pränatal exponierten Kindern im Alter von 5 bis 6 Jahren häufiger auftritt als dies bei Kontrollen nachweisbar war [17]. Ebenso wird die zuvor zitierte Studie von einer 2013 publizierten Untersuchung bestätigt, die hinsichtlich der Verhaltenskomponente bei intrauterin opioidexponierten Kindern im Alter von 5 bis 6 Jahren eine erhöhte ADHS-Rate in unterschiedlichen Testskalen neben einer verminderten motorischen Entwicklungskomponente nachweisen konnte. Diese sehr sorgfältige prospektive Untersuchung belegt aus Sicht der Autoren, in Übereinstimmung mit der zuvor zitierten Studie, dass Kinder nach intrauteriner Opioidexposition eine spezifische Risikogruppe darstellen, die in der weiteren Nachsorge u.a. spezifisch hinsichtlich eines ADHS untersucht und möglichst früh behandelt werden sollten [17].

Es bleibt die Frage, inwieweit die intrauterine Exposition gegenüber Methadon oder Buprenorphin hinsichtlich der Langzeitprognose günstiger ist, um gezielter in der präpartalen Substitutionsstrategie agieren zu können. Eine Metaanalyse auf Grundlage der Cochrane-Systematik belegt, dass in Bezug auf das Geburtsgewicht Buprenorphin geringere Effekte als Methadon zeigt [23]. Unter dem Aspekt der Kurzzeitprognose sind beim Vergleich von Buprenorphin versus Methadon erste Daten verfügbar, die einen verbesserten, d.h. in der Intensität und Dauer verminderten Drogenentzug nach Buprenorphin belegen [13]. Jedoch sind für eine endgültige Bewertung beim Vergleich beider Substanzen Daten zu Langzeiteffekten dringend nötig. Bislang ist eine Differenzierung aufgrund des unzureichendem Datenmaterials nicht möglich [19, 29]. Daher ist die vorläufige Wertung der verbesserten Entwicklung nach Buprenorphin in der Neugeborenen- und Säuglingsperiode ein erster Hinweis, ohne dass für die spezifische Fragestellung des ADHS und anderer neuropsychiatrischer Folgen definitiv Stellung genommen werden kann.

Kokain

Die intrauterine Exposition gegenüber Kokain wurde tierexperimentell sehr ausführlich schon in den 90er Jahren des vergangenen Jahrhunderts untersucht und entsprechende Daten publiziert. Entsprechend einer Übersicht hierzu von Webster et al. [33] ist in Abhängigkeit von der Exposition sowie dem Zeitraum und der Dosis eine ischämische Schädigung an Nagern nachgewiesen, die sowohl die Extremitäten als auch die Splanchnikusorgane betrifft. Die für eine ischämische Schädigung notwendige Dosis liegt allerdings in einem Bereich, wie er bei einer intrauterinen Exposition nicht zu erwarten ist. Gravierende Konsequenzen für die Entwicklung im Säuglingsalter [6] sowie bis ins Schulkindesalter [7, 20] wurden in der zurückliegenden Dekade beschrieben.

Im Rahmen von epidemiologischen Studien waren die Geburtsgewichte und weitere anthropometrische Daten Gegenstand einer ausführlichen Metaanalyse [1], die rund 1200 Kinder von Geburt an bis mindestens zum sechsten Lebensjahr einschlossen.

Hierbei konnte belegt werden, dass es nicht nur zum Zeitpunkt der Geburt, sondern darüber hinaus auch bis zum Ende des genannten Untersuchungszeitraums im Vorschulkindesalter zu einem verminderten Kopfwachstum kam.

Eine große aktuelle Metaanalyse aus *Pediatrics* zeigt, dass die genannten Wachstumsdaten nicht zwangsläufig mit dem Risiko einer Verhaltens- und Entwicklungsstörung korrelieren. Eine detaillierte Analyse von Chiriboga und Mitarbeitern [9] belegt, dass die zum Zeitpunkt der Geburt nachweisbaren frühen neurologischen Zeichen mit muskulärer Hypertonie und daraus resultierenden pathologischen Reflexmustern nicht unmittelbar in eine manifeste Störung des Verhaltens im späteren Lebenszeitalter übergehen. Die Autoren postulieren daher eine postnatale bis ins Kleinkindesalter anhaltende Tendenz zu einer Homöostase der kokaininduzierten Fetopathie mit Störung des dopaminergen und GABA-Systems. In der zuvor geschilderten Metaanalyse [1] wurde jedoch ein vermehrtes Auftreten von externalisierenden Verhaltensmustern sowie von ADHS in definierten Subgruppen publiziert. Darüber hinaus wurden ohne weitere Spezifikation häufig schulische Probleme beobachtet.

Die Metaanalyse inkludiert ganz überwiegend Daten aus den USA. Diese korrelieren recht gut mit den Resultaten der Schweizer Studie für Kokain [30], in der ähnliche Assoziationen wie zuvor geschildert nach einer intrauterinen Exposition berichtet werden konnten.

Eine jüngst publizierte Studie belegt, dass bei der Langzeitwirkung Geschlechtseffekte eine nicht unwesentliche Rolle spielen [8]. In der Studie wurde an knapp 200 Adoleszenten mit sicherem Nachweis einer pränatalen Kokainexposition gezeigt, dass bei Mädchen im Vergleich zu Knaben eine erhöhte Rate von Angst und Traurigkeitsgefühl als Reaktion auf Stressoren auftritt, während bei männlichen Probanden sich dies eher in externalisierenden Verhaltensmustern niederschlug.

Cannabinoide

Rezeptoren für Cannabinoide finden sich schon im ersten Trimenon der Schwangerschaft beim Menschen, weshalb anzunehmen ist, dass sie in der Embryogenese des ZNS sowie in dessen weiterem Wachstum und Differenzierung eine Rolle spielen. Tierexperimentell lassen sich eine Alteration verschiedener Systeme der Neurotransmitter sowie eine Inhibition der Synaptogenese nach intrauteriner Exposition nachweisen [15, 28].

Die intrauterine Exposition beim Menschen – wobei dies regelhaft wie bei den zuvor genannten Substanzen auf anamnestischen Daten fußt und daher keine Zeit- und Dosiskorrelation wie unter experimentellen Bedingungen möglich ist – zeigt in etlichen Studien, dass als kurzfristiger Effekt eine Reduktion des Geburtsgewichts z.T. auch des Kopfumfangs eintritt. Hierbei ist – worauf im Folgenden noch weiter eingegangen wird – der Beigebrauch von anderen Substanzen, im Wesentlichen Tabakrauch, als mögliche weitere Einflussgröße (Confounder) anzunehmen und zu diskutieren [28].

In prospektiven differenzierten neuropsychiatrischen Untersuchungen an Schulkindern wurden nach pränataler Exposition gegenüber Cannabinoiden insbesondere Störungen der mnestischen Funktionen, hier vor allem im räumlichen Denken, sowie Aufmerksamkeitsstörungen gefunden. Eine besondere Knabenwendigkeit findet sich hinsichtlich des ADHS sowie anderer externalisierender Verhaltensstörungen, wie dies zuvor schon für die intrauterine Exposition gegenüber Kokain dargestellt wurde [12, 27].

Darüber hinaus ist, wie schon zuvor geschildert, eine Depression – hier gemessen an etablierten Scores – im Vergleich zu in ihrer sozialen Schichtung ähnlichen Kontrollkindern und Jugendlichen dosisabhängig häufiger belegt, und zwar ohne eine zeitliche Bindung in der Differenzierung zwischen dem ersten und dritten Trimenon der Schwangerschaft [12].

Die genannten Daten der verschiedenen Studien mit einem nahezu homogenen Schädigungsmuster bei vergleichbaren sonstigen Risiken nach intrauteriner Exposition gegenüber Cannabinoiden sollten bei der aktuellen Diskussion um die Zugänglichkeit dieser Substanzgruppe Berücksichtigung finden.

Modifizierende Faktoren auf die Langzeitkonsequenzen nach intrauteriner Drogenexposition

Neben der Validität materner anamnestischer Angaben [16] sind, wie oben dargestellt, ein einheitlicher Missbrauch unterschiedlicher Substanzen ohne Beigebrauch sowie gegebenenfalls begleitende Infektionen mögliche Modifikatoren (Confounder) der dargestellten Ergebnisse. Darüber hinaus sind genetische Variationen in Form von Polymorphismen der Gene beschrieben, die die Pharmakokinetik über die entsprechenden Proteine im mütterlichen sowie fetalen Kompartiment regulieren (s. Kap. 2).

Weiterhin ist eine Geschlechterabhängigkeit der genannten Faktoren belegt [2]. Neben den erwähnten biologischen Faktoren sind auch die Sozialisationsbedingungen, unter denen Kinder und Jugendliche nach intrauteriner Drogenexposition aufwachsen, als weitere modifizierende Variable beschrieben.

Dies wird eindrucksvoll belegt durch eine Studie aus Israel mit insgesamt 191 Probanden, wobei rund ein Viertel davon früh postnatal Adoptiveltern zugeführt wurde. Nach intrauteriner Heroinexposition und abhängig von der Umgebungs-/Sozialisationsbedingung wurde eine Attenuierung des Effekts auf kognitive soziale sowie emo-

tionale Konsequenzen bei günstigen Umgebungsbedingungen nachgewiesen [25].

Aufgrund dieser Zusammenhänge haben mehrere Gruppen
Modelle aufgestellt, die – neben biologischen Grunddaten der
Schwangerschaft [32], des Geschlechts und zum Zeitpunkt der Geburt nachweisbaren anthropometrischen Daten – auch die Umgebungsbedingungen, den Beigebrauch anderer abusiver Substanzen,
die Erziehungskompetenz des Elternhauses (sowohl der Adoptiveltern
[24] als auch der leiblichen Eltern [22]) sowie weitere psychosoziale
Umweltbedingungen berücksichtigen [6].

Alle genannten Faktoren waren unter dem Aspekt der intrauterinen Exposition gegenüber Kokain in der Lage, die oben geschilderten
Konsequenzen modifizierend, d.h. sowohl aggravierend als auch atte-
nuierend, zu modifizieren. Dies könnte belegen, dass keine einheit-
liche Wirkung der beschriebenen Substanzen auf die Gesamtentwick-
lung im Kindes- und Jugendalter möglich ist, was durch die
Komplexität der medizinischen und sozialen Bedingungen nachvollziehbar gezeigt wird (aktuelle Übersicht bei [4]).

Diese Darlegungen sind als Kritik an den zuvor zitierten (unein-
heitlichen) Studiendaten zu werten, ohne dass deren Aussagen hierbei
völlig außer Acht gelassen werden dürfen.

Zusammenfassung

Insgesamt erscheint, gemessen an der Zahl exponierter Kinder, die
Zahl der Nachsorgestudien deutlich unterrepräsentiert. Dies betrifft
vor allem die unmittelbar postnatalen Konsequenzen, wobei diese na-
turgemäß mittels anthropometrischer Daten und früher Entwicklungsscores homogener zu evaluieren sind als dies für die multimodal
modifizierbaren Langzeitergebnisse in neuropsychiatrischer Hinsicht
der Fall ist.

Als sicher darf dagegen angenommen werden, dass ein vermehrtes
Auftreten von externalisierenden Störungen sowie des ADHS nach
allen drei oben genannten Substanzgruppen vorliegt. Die Studiendaten hinsichtlich der kognitiven Kapazität und der sozialen Kompe-
tenz sowie mit Einschränkung die der koordinativen Funktionen sind

vor dem Hintergrund von Studien an früh adoptierten Kindern tendenziell eher sozialisationsbedingt als der intrauterinen Exposition zuzuschreiben. Hier zeigen sich Parallelen zur pränatalen Exposition gegenüber Antidepressiva und dem Risiko von Störungen aus dem Autismusspektrum [11].

Jedoch ist aus Sicht einer Gruppe von Verhaltenspsychologen hierbei die Kombination aus intrauterinen Faktoren sowie den ungünstigen postnatalen Sozialisationsbedingungen in Abhängigkeit der Resilienz Betroffener relevant [21].

Fazit

Die Zusammenhänge legen nahe, dass für betroffene Kinder adäquate Nachsorgeprogramme etabliert werden sollten, die die Sozialisationsbedingungen unter den zuvor geschilderten Aspekten optimieren, um die Konsequenzen für das Individuum nach intrauteriner Exposition gegenüber missbräuchlich aufgenommenen Substanzen zu minimieren.

Grundlage hierfür sind weiter zu erarbeitende Studiendaten, die für Präventivprogramme genutzt werden können.

Literatur

1. **Ackerman JP, Riggins T, Black MM.** A review of the effects of prenatal cocaine exposure among school-aged children. Pediatrics 2010; 125: 554–565.
2. **Aiken CE, Ozanne SE.** Sex differences in developmental programming models. Reproduction 2013; 145: R1–13.
3. **Andrade C.** Use of acetaminophen (paracetamol) during pregnancy and the risk of attention-deficit/hyperactivity disorder in the offspring. J Clin Psychiatry 2016; 77: e312–314.
4. **Bada HS, Bann CM, Whitaker TM et al.** Protective factors can mitigate behavior problems after prenatal cocaine and other drug exposures. Pediatrics 2012; 130: e1479–1488.

5. **Bayley N.** Bayley Scales of Infant and Development Manual. In: The Psychological Corporation. 2nd ed. San Antonio, TX: Harcourt Brace & Company, 1993.

6. **Behnke M, Eyler FD, Warner TD et al.** Outcome from a prospective, longitudinal study of prenatal cocaine use: preschool development at 3 years of age. J Pediatr Psychol 2006; 31: 41–49.

7. **Betancourt LM, Yang W, Brodsky NL et al.** Adolescents with and without gestational cocaine exposure: Longitudinal analysis of inhibitory control, memory and receptive language. Neurotoxicol Teratol 2011; 33: 36–46.

8. **Chaplin TM, Visconti KJ, Molfese PJ et al.** Prenatal cocaine exposure differentially affects stress responses in girls and boys: associations with future substance use. Dev Psychopathol 2015; 27: 163–180.

9. **Chiriboga CA, Kuhn L, Wasserman GA.** Neurobehavioral and developmental traiectories associated with level of prenatal cocaine exposure. J Neurol Psychol 2014; 2: 12.

10. **Fang SY, Huang N, Lin T et al.** Health insurance coverage and healthcare utilization among infants of mothers in the national methadone maintenance treatment program in Taiwan. Drug Alcohol Depend 2015; 153: 86–93.

11. **Gentile S.** Prenatal antidepressant exposure and the risk of autism spectrum disorders in children. Are we looking at the fall of Gods? J Affect Disord 2015; 182: 132–137.

12. **Gray KA, Day NL, Leech S et al.** Prenatal marijuana exposure: effect on child depressive symptoms at ten years of age. Neurotoxicol Teratol 2005; 27: 439–448.

13. **Hall ES, Isemann BT, Wexelblatt SL et al.** A cohort comparison of buprenorphine versus methadone treatment for neonatal abstinence syndrome. J Pediatr 2016; 170: 39–44 e31.

14. **Hoover RM, Hayes VA, Erramouspe J.** Association between prenatal acetaminophen exposure and future risk of attention deficit/hyperactivity disorder in children. Ann Pharmacother 2015; 49: 1357–1361.

15. **Hurd YL, Wang X, Anderson V et al.** Marijuana impairs growth in mid-gestation fetuses. Neurotoxicol Teratol 2005; 27: 221–229.

16. **Jacobson SW, Chiodo LM, Sokol RJ et al.** Validity of maternal report of prenatal alcohol, cocaine, and smoking in relation to neurobehavioral outcome. Pediatrics 2002; 109: 815–825.

17. **Jaeger DA, Suchan B, Scholmerich A et al.** Attention functioning in children with prenatal drug exposure. Infant Ment Health J 2015; 36: 522–530.

18. **Kandall SR, Albin S, Lowinson J et al.** Differential effects of maternal heroin and methadone use on birthweight. Pediatrics 1976; 58: 681–685.

19. **Konijnenberg C, Melinder A.** Executive function in preschool children prenatally exposed to methadone or buprenorphine. Child Neuropsychol 2015; 21: 570–585.

20. **LaGasse LL, Derauf C, Smith LM et al.** Prenatal methamphetamine exposure and childhood behavior problems at 3 and 5 years of age. Pediatrics 2012; 129: 681–688.

21. **Logan BK.** Methamphetamine – effects on human performance and behavior. Forensic Sci Rev 2002; 14: 133–151.

22. **Messinger DS, Bauer CR, Das A et al.** The maternal lifestyle study: cognitive, motor, and behavioral outcomes of cocaine-exposed and opiate-exposed infants through three years of age. Pediatrics 2004; 113: 1677–1685.

23. **Minozzi S, Amato L, Bellisario C et al.** Maintenance agonist treatments for opiate-dependent pregnant women. Cochrane Database Syst Rev 2013; 12: CD006318.

24. **Nulman I, Rovet J, Altmann D et al.** Neurodevelopment of adopted children exposed in utero to cocaine. CMAJ 1994; 151: 1591–1597.

25. **Ornoy A, Daka L, Goldzweig G et al.** Neurodevelopmental and psychological assessment of adolescents born to drug-addicted parents: effects of SES and adoption. Child Abuse Negl 2010; 34: 354–368.

26. **Patrick SW, Schumacher RE, Benneyworth BD et al.** Neonatal abstinence syndrome and associated health care expenditures: United States, 2000–2009. JAMA 2012; 307: 1934–1940.

27. **Rhodes T, Bernays S, Houmoller K.** Parents who use drugs: accounting for damage and its limitation. Soc Sci Med 2010; 71: 1489–1497.

28. **Richardson GA, Ryan C, Willford J et al.** Prenatal alcohol and marijuana exposure: effects on neuropsychological outcomes at 10 years. Neurotoxicol Teratol 2002; 24: 309–320.

29. **Sarfi M, Sundet JM, Waal H.** Maternal stress and behavioral adaptation in methadone- or buprenorphine-exposed toddlers. Infant Behav Dev 2013; 36: 707–716.

30. **Steinhausen HC, Blattmann B, Pfund F.** Developmental outcome in children with intrauterine exposure to substances. Eur Addict Res 2007; 13: 94–100.

31. **Tolia VN, Patrick SW, Bennett MM et al.** Increasing incidence of the neonatal abstinence syndrome in U.S. neonatal ICUs. N Engl J Med 2015; 372: 2118–2126.

32. **Webster WS, Abela D.** The effect of hypoxia in development. Birth Defects Res C Embryo Today 2007; 81: 215–228.

33. **Webster WS, Brown-Woodman PD.** Cocaine as a cause of congenital malformations of vascular origin: experimental evidence in the rat. Teratology 1990; 41: 689–697.

2 Pharmakologische Aspekte der intrauterinen Drogenexposition und klinische Konsequenzen

Bernhard Roth

Ein neonatales Abstinenzsyndrom (NAS) tritt bei etwa 50–90% der Neugeborenen auf, die vorgeburtlich über längere Zeit hinweg Opioiden ausgesetzt waren [15]. Während der letzten Jahre hat sich die Häufigkeit des NAS deutlich erhöht. In den USA stieg von 2004 bis 2013 die Rate von Neugeborenen, die mit einem NAS auf einer neonatologischen Intensivstation aufgenommen worden waren, von 17 auf 27 pro 1000 Aufnahmen [36]. Parallel dazu nahm die Behandlungsdauer auf der Intensivstation deutlich zu und ebenso der Anteil der Neugeborenen, die eine pharmakologische Therapie des Abstinenzsyndroms erhielten.

Es sprechen zahlreiche Befunde dafür, dass die Entwicklung eines NAS maßgeblich von Ausmaß und Dauer der fetalen Drogenexposition bestimmt wird. Dies kann bedeuten, dass eher das Konzentrationszeitprofil eines Opioids im Fetalblut und weniger die Pharmakokinetik des Opioids in der mütterlichen Zirkulation die Entwicklung des NAS beeinflusst. Der plazentaren Disposition von Opioiden kommt daher in diesem Kontext eine große Bedeutung zu. Die Funktion der Plazenta umfasst den Transfer eines Xenobiotikums durch Diffusion oder aktiven Transport über die Plazenta von der maternalen zur fetalen Seite oder auch in umgekehrter Richtung sowie die Biotransformation durch fremdstoffmetabolisierende Enzymsysteme des plazentaren Gewebes. Die Plazenta kann somit als zusätzliches extrahepatisches Organ, das für die Biotransformation von Fremdstoffen von Bedeutung ist, betrachtet werden, auch wenn deren enzymatische Aktivität insgesamt geringer ist als die der Leber [33].

Struktur und Funktion der menschlichen Plazenta unterliegen während der Schwangerschaft kontinuierlichen Veränderungen. Während in der frühen Schwangerschaft die plazentare Barriere, die die mütterliche und fetale Zirkulation voneinander trennt, anatomisch relativ dick ist, wird sie gegen Ende der Schwangerschaft immer dünner, was den Fremdstoffaustausch zwischen mütterlicher und fetaler

Zirkulation begünstigt [29]. Andererseits nimmt die Transportfähigkeit durch Verdickung der Basalmembran des kapillären Endothels der Plazenta und durch regressive Veränderung im Plazentagewebe zum Termin hin ab. Auch die plazentare Ausprägung fremdstoffabbauender Enzyme, insbesondere aus dem Cytochrom-P450-System der Trophoblastzellen, unterliegt im Verlauf der Schwangerschaft erheblichen Aktivitätsveränderungen [12]. Der Plazenta kommt aufgrund der Fähigkeit, Xenobiotika, so auch Opioide, zu metabolisieren, eine Barrierefunktion zu, die für die Entwicklung eines NAS von großer Relevanz ist.

Studien, in denen die Beziehung zwischen maternaler Substitutionsdosis an Methadon und Häufigkeit sowie Schwere eines NAS untersucht wurden, kamen allerdings zu unterschiedlichen Ergebnissen. Wurde ein Zusammenhang zwischen maternaler Methadon-Substitutionsdosis und Ausprägung eines NAS nachgewiesen, war eine niedrigere (<50 mg/Tag) Detoxifikationsdosis an Methadon verwendet worden, wohingegen bei höheren Dosen (bis 200 mg/Tag) kein Zusammenhang zwischen mütterlicher Methadon-Dosis und NAS gefunden werden konnte [15]. In einer anderen Studie hatten 330 Schwangere aus einem Methadon-Substitutionsprogramm zum Zeitpunkt der Geburt im Mittel 117±50 mg Methadon/Tag (Spannweite 20–340 mg/Tag) erhalten. 68% der Neugeborenen mussten wegen eines NAS behandelt werden [34]. Zwischen der maternalen Methadon-Dosis und dem Auftreten eines NAS bestand kein Zusammenhang. Bemerkenswert ist, dass bei den Schwangeren mit hoher Methadon-Dosis der Beikonsum mit Opioiden zum Zeitpunkt der Geburt deutlich geringer war. Die Befunde legen die Vermutung nahe, dass die kumulative fetale Exposition mit Methadon und dem Methadon-Metabolit EDDP für die Ausprägung des NAS verantwortlich ist und weniger die maternale Methadon-Dosis. Demgegenüber zeigen Befunde von de Castro et al. [6, 7], dass die Nabelschnurkonzentration an Methadon mit der maternalen Methadon-Dosis gut korreliert und eine Abschätzung des Schweregrads des NAS anhand der im Nabelschnurblut gefundenen Methadon- und EDDP-Konzentration möglich ist. Abschließend ist dieser Sachverhalt jedoch noch nicht geklärt.

Weiterhin spielt offenbar die Art des Opioids, das zur Substitution während der Schwangerschaft eingesetzt wird, für die Entwicklung des NAS eine Rolle. Dies belegen Studien zur Anwendung von Buprenorphin, das als Substitutionsmedikament verwendet wurde. Buprenorphin, ein partieller Agonist am μ-Opioid-Rezeptor und ein Antagonist am κ-Opioid-Rezeptor, mit allerdings geringerer intrinsischer Rezeptor Wirkung als Methadon, führt zu einem quantitativ und qualitativ deutlich weniger stark ausgeprägten NAS als Methadon [18, 19, 24]. Buprenorphin zeigt eine relativ niedrige plazentare Transferrate und eine ausgeprägte Dealkylierung zu Nor-Buprenorphin in der Plazenta [10], was für das Neugeborene von Vorteil zu sein scheint. Andererseits weist Buprenorphin aber bei höherer Dosierung einen Ceiling-Effekt auf, der offenbar zu einer unbefriedigenderen Situation für die drogenabhängige Schwangere führt [19].

Wie eingangs betont, wird die Ausprägung eines NAS maßgeblich durch Ausmaß und Zeitdauer der fetalen Drogenexposition bestimmt. Entscheidende Einflussgrößen für die fetale Drogenexposition sind die Disposition des Opioids in der maternalen Zirkulation, der Metabolismus im plazentaren Syncytio-Trophoblasten, der fetale hepatische Fremdstoffmetabolismus und nicht zuletzt die Aufnahme des Opioids bzw. dessen Metaboliten in das ZNS sowie die Expression von Opioidrezeptoren im Zielorgan. Alle Einzelfaktoren, die an der fetalen Opioidexposition und dem damit verbundenen Risiko eines NAS beteiligt sind, unterliegen letztlich einer umfangreichen genetischen Kontrolle [25].

Im Folgenden soll detaillierter auf die maternalen Faktoren, die Bedeutung des plazentaren Metabolismus und die Besonderheiten der fetalen Arzneimitteldisposition für die Entwicklung eines NAS eingegangen werden.

Maternale Faktoren und Verfügbarkeit des Opioids für den plazentaren Übertritt

Die Menge an Opioid in der mütterlichen Zirkulation, die für den Übertritt auf den Feten zur Verfügung steht, ist von zahlreichen mütterlichen Faktoren abhängig und gekennzeichnet durch eine große interindividuelle Variabilität. Diese kann als einer der Hauptfaktoren für eine unterschiedliche fetale Exposition angesehen werden und dürfte das Risiko eines NAS mitbestimmen. Einen Überblick gibt die folgende Übersicht.

Maternale Faktoren, die die Verfügbarkeit eines Opioids für den transplazentaren Übertritt auf den Feten wesentlich beeinflussen können:

>> **Proteinbindung** (Albumin, α1-saures-Glycoprotein)
>> **Cytochrom-P450-System** (CYP2B6, CYP2C8, CYP2D6, CYP3A, CYP19)
    > zahlreiche relevante genetische Polymorphismen
>> **UGT-Glucuronosyltransferase-System** (UGT2B7, UGT2B15, UGT2B17)
    > zahlreiche relevante genetische Polymorphismen
>> **Östradiol und Progesteron** (Induktion bzw. Hemmung von CYPs)
>> **Komedikation** (u.a. Antikonvulsiva, Antidepressiva)
>> **Kofaktoren:** Tabakkonsum, Alkohol, Kokain etc.

Im Verlauf der Schwangerschaft werden physiologische Veränderungen bei der Frau beobachtet, die Auswirkungen auf den Xenobiotika-Metabolismus des plazentofetalen Kompartiments haben. Diese betreffen die intestinale Absorption (z.B. reduzierte intestinale Motilität), die Arzneimittelverteilung im Organismus (Expansion des Plasmavolumens und des Gesamtkörperwassers), die Plasma-Protein-Bindung, den hepatischen Arzneimittelmetabolismus sowie die Elimination der Arzneistoffe und deren Metaboliten. Die genannten Veränderungen stehen weitgehend unter der Kontrolle von Östradiol und Progesteron. Erhöhtes Plasmavolumen und vermehrtes Gesamtkörperwasser bedingen eine verminderte Spitzenkonzentration von Arzneimitteln. Diese betrifft vor allem wasserlösliche Arzneimittel. Hinzu kommt eine verstärkte renale Clearance aufgrund eines erhöhten renalen Blutflusses. Die Plasma-Protein-Bindung ist durch eine physiologische Hypoalbuminämie während der Schwangerschaft sowie durch eine vermehrte Bindung von endogenen Steroidhormonen an Albumin reduziert. Der Anteil an freien, ungebundenen und für den transplazentaren Übergang verfügbaren Arzneimitteln ist unter diesen Bedingungen erhöht. Im Gegensatz zum Serumalbumin bleibt das α1-saure Glykoprotein während der Schwangerschaft in unveränderter Konzentration im Blutplasma nachweisbar [26].

Der hepatische Xenobiotika-Stoffwechsel unterliegt während der Schwangerschaft ebenfalls ausgeprägten Veränderungen. Dies betrifft sowohl Phase-1-Reaktionen (Cytochrom-P450-System) als auch Phase-2-Reaktionen (Konjugationsreaktionen, u.a. mit Glukuronsäure) des Fremdstoffmetabolismus [17]. Verschiedene hepatische Cytochrom-P450-Isoenzyme zeigen während der Schwangerschaft zum 3. Trimester hin deutliche Aktivitätsveränderungen bezüglich der Umsetzung verschiedener Substrate. So lässt CYP1A2 über die gesamte Schwangerschaft hinweg am Beispiel der Metabolisierung von Koffein eine Abnahme der Aktivität erkennen [37]. Im Gegensatz dazu zeigt die Aktivität von CYP2D6, ein für den Arzneimittelmetabolismus besonders relevantes Enzym, für Metropolol als Testsubstanz im 3. Trimester eine deutliche Zunahme der Aktivität [37].

Methadon wird hepatisch überwiegend durch das Cytochrom CYP2B6 mittels Demethylierung zu dem biologisch aktiven Produkt EDDP metabolisiert [25]. Methadon liegt als Razemat vor. R-Methadon gilt als aktives Enantiomer und weist eine hohe Bindungsaffinität zum μ-Rezeptor auf. S-Methadon, das deutlich weniger wirksam ist, spielt möglicherweise aber für die Toxizität des Methadons eine Rolle. Die Aktivität von CYP2B6 zeigt zu den Enantiomeren des Methadons eine hohe Stereoselektivität. Eine große Zahl allelischer Varianten im CYP2B6-Gen und der damit verbundene Polymorphismus von CYP2B6 könnten die im Verlauf der Schwangerschaft beobachteten interindividuellen Unterschiede in der Methadon-Clearance erklären [17, 25].

Buprenorphin, das ebenfalls zur Substitutionstherapie opioidabhängiger Schwangerer eingesetzt wird, wird zur Hauptsache durch die Cytochrom-Enzyme CYP3A und CYP2C8 metabolisiert, wobei der Hauptmetabolit Nor-Buprenorphin ist [25]. Dieser zeigt auch eine partialagonistische Aktivität am µ-Opioid-Rezeptor. Die Pharmakokinetik von Buprenorphin weist ebenfalls eine enorm große Variabilität auf, deren Ausprägung für die Entwicklung eines NAS relevant ist [9].

Sowohl Buprenorphin als auch Nor-Buprenorphin unterliegen einem hepatischen Phase-2-Metabolismus in Form der Koppelung an Glukuronsäure durch UGT-Isoenzyme. Buprenorphin wird zur Hauptsache durch die UGT-Isoenzyme 1A1 und 2B7, Nor- Buprenorphin durch die UGTs 1A1 und 1A3 glukuronidiert. Die inaktiven Konjugate werden in die Galle ausgeschieden. Es ist nicht sicher, ob es im Verlauf der Schwangerschaft zu relevanten Veränderungen der Aktivität einzelner UGT-Isoenzyme kommt. Möglicherweise tritt sogar eine verstärkte fetale Exposition durch Nor-Buprenorphin auf, weil dieser Metabolit quantitativ in einem geringeren Ausmaß glukuronidiert wird als die Muttersubstanz [25]. Für andere Substrate, beispielsweise Lamotrigen, findet sich während der Schwangerschaft eher eine Zunahme der Aktivität des UGT-Isoenzyms 1A4 [17] (Abb. 2.1).

Neben Besonderheiten der hepatischen Metabolisierung können während der Schwangerschaft Veränderungen in der Ausscheidungsfunktion der Nieren für den Fremdstoffmetabolismus relevant sein [1]. Allerdings ist für Opioide, die in erster Linie nach der Phase-2-

	Arzneimittel	Wirkung auf die Clearance		
		1. Trimester	2. Trimester	3. Trimester
CYP1A2	Koffein	⇩	⬇	⇩
CYP2D6	Metoprolol	(⇧)	(⇧)	⇧
UGT1A4	Koffein	⇔	⇧	⬆
UGT2B7	Metoprolol			⇔

Abb. 2.1 Phase-1- und Phase-2-Reaktionen im Fremdstoffmetabolismus: Beispiele für die Aktivitätsentwicklung maternaler hepatischer Enzymsysteme während der Schwangerschaft (nach [17])

	Arzneimittel	Wirkung auf die Clearance
		3. Trimester
Phosphoglykoprotein	Digoxin	⇧
OCT2*	Metformin	⟺
OAT1**	Zidovudin, Lamivudin	⟺

Abb. 2.2 Aktivität renaler Fremdstofftransporter während der Schwangerschaft (nach [17]). *Transporter für organische Kationen, **Transporter für organische Anionen

Reaktion hepatisch mit der Galle ausgeschieden werden, der renale Ausscheidungsweg von untergeordneter Bedeutung. Es muss jedoch erwähnt werden, dass die Aktivität sekretorischer Fremdstofftransporterproteine in der Niere zum dritten Trimester hin zunimmt und die Substrat-Clearance ansteigt. Als Beispiel ist das P-Glykoprotein zu nennen. Für andere Transporterproteine (OCT2, OAT1) fand sich für verschiedene untersuchte Substrate allerdings keine Aktivitätszunahme zum Ende der Schwangerschaft hin (Abb. 2.2).

Fazit

Zusammenfassend lässt sich festhalten, dass während der Schwangerschaft im mütterlichen Organismus die Disposition von Xenobiotika, so auch von Opioiden, durch verschiedenste Einflüsse stark verändert wird. Neben endokrinologischen Einflussgrößen (Östradiol, Progesteron) ist eine zum Teil enorme genetische Variabilität bei fremdstoffmetabolisierenden Enzymen für die unterschiedliche Opioiddisposition verantwortlich. Insbesondere am Beispiel von Methadon und Buprenorphin lassen sich diese Sachverhalte hervorragend aufzeigen.

Plazentarer Opioidmetabolismus und Transfer auf den Feten

Die Plazenta kann aufgrund ihrer Fähigkeit zur Metabolisierung von Fremdstoffen und aktivem Transport solcher Substrate aus dem fetalen Kompartiment in die mütterliche Zirkulation als wichtigste Verteidigungslinie des Feten angesehen werden. Diese plazentaren Leistungen, die erhebliche interindividuelle Unterschiede aufweisen, sind ebenfalls maßgeblich für die fetale Exposition mit Opioiden und werden damit verantwortlich für das Risiko eines NAS beim Neugeborenen [25].

Der Trophoblast weist eine hohe Aromataseaktivität (CYP19) auf, die auf plazentarer Ebene für die Biotransformation von Methadon zu EDDP verantwortlich ist. Die Aktivität der Aromatase steigt in der Schwangerschaft zwischen dem zweiten und dritten Trimester deutlich an, wobei aber unabhängig vom Gestationsalter eine große interindividuelle Variabilität der metabolischen Leistung auffällt [14, 31]. Auch der plazentare Metabolismus von Buprenorphin erfolgt über die Aromatase des Trophoblastgewebes (CYP19), wobei die Aktivität des Enzyms im Verlauf der Schwangerschaft ebenfalls zunimmt [25]. Im Hinblick auf die Exposition sowohl des Feten als auch der Mutter bedeutet die Zunahme der Aromatoseaktivität zum Ende der Schwangerschaft hin eine geringere Exposition mit Methadon und Buprenorphin.

Neben der Aromataseaktivität (CYP19), die für die Fremdstoffdegradation verantwortlich ist, können im Plazentagewebe Transportproteine nachgewiesen werden, die die fetale Exposition mit Opioiden erheblich verändern können. Es handelt sich dabei um das Multidrug-Resistance-Protein 1 (MDR1, kodiert durch das ABCB1-Gen) und das Breast-Cancer-Resistance-Protein 1 (BCRP, kodiert durch das ABCG2-Gen; Abb. 2.3) [25]. Beide Fremdstofftransporter gehören zu einer größeren Subgruppe von ATP-bindenden Casette-Transportern (ABC), die die Ausschleusung von Fremdstoffen aus dem Plazentagewebe in die mütterliche Zirkulation bewirken. Phosphoglykoprotein (P-gp) ist im Besonderen exprimiert auf mikrovillösen Strukturen des Syncytio-Trophoblasten, die die Grenzfläche zur mütterlichen Zirkulation bilden [16]. Die Funktion dieser Transporter besteht in der Ausschleusung von Fremdstoffen aus der fetalen Zirkulation in die maternale über die plazentare Barriere hinweg. P-gp ist

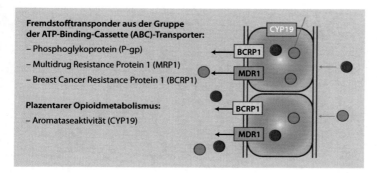

**Fremdstofftransponder aus der Gruppe
der ATP-Binding-Cassette (ABC)-Transporter:**

– Phosphoglykoprotein (P-gp)

– Multidrug Resistance Protein 1 (MRP1)

– Breast Cancer Resistance Protein 1 (BCRP1)

Plazentarer Opioidmetabolismus:

– Aromataseaktivität (CYP19)

Abb. 2.3 Plazentare Enzymsysteme und Transporter als Glieder einer Verteidigungslinie gegen den Transfer von Fremdstoffen auf den Feten (nach [25])

unter anderem ein Transporter für Methadon. Die pharmakologische Hemmung dieses Transporters bewirkt eine deutlich gesteigerte fetale Exposition mit Methadon [31]. Die Expression des P-gp in der Plazenta ist stark vom Gestationsalter abhängig und nimmt gegen Ende des dritten Trimenons deutlich ab [35]. Dies bedeutet, dass sich die fetale Exposition durch Methadon erhöht. Bemerkenswert ist, dass Opioide selbst, so auch Methadon, die Aktivität des P-gp-Transporters induzieren und damit verstärken können [27]. Ferner gibt es Hinweise darauf, dass auch bei den Transporterproteinen die genetische Variabilität sehr groß ist und interindividuelle Unterschiede in der Methadon-Exposition des Feten zur Folge hat [25].

Im Gegensatz zu Methadon gibt es für Buprenorphin Hinweise, dass der Transport dieses Opioids durch die plazentare Membran nicht durch das P-gp vermittelt wird, sondern eher über passive Diffusion geschieht [32]. Insgesamt bedingt die hohe Lipophilität des Buprenorphin-Moleküls einen verminderten Transfer über die Plazenta und eine verstärkte Akkumulation des Opioids in der Plazenta. Allerdings basieren diese Ergebnisse auf Untersuchungen an isoliertem Plazentagewebe und sind nicht notwendigerweise relevant für die Verhältnisse während der Schwangerschaft bei chronischer Buprenorphin-Exposition [25].

Fazit

Zusammenfassend ist zu erkennen, dass die Plazenta eine enorme Bedeutung im Hinblick auf die fetale Opioidexposition hat. Sowohl durch den plazentaren Metabolismus über die Aromatasen als auch über die Funktion der Transporterproteine wird der Fetus vor Opioiden geschützt, wobei aufgrund großer genetischer Variabilität der resultierende Effekt für den Feten sehr unterschiedlich sein kann.

Fetale Opioiddisposition

Im Hinblick auf die fetale Opioidexposition müssen neben metabolischen Besonderheiten auch Veränderungen in der Plasma-Protein-Bindung von Fremdstoffen und die Bedeutung des relativ niedrigen pH-Wertes im Fetalblut für das so genannte Ionen-Trapping beachtet werden. Während die Albuminkonzentration im mütterlichen Blut mit zunehmender Schwangerschaftsdauer abnimmt, steigt die Konzentration des fetalen Albumins, das sich strukturell vom maternalen unterscheidet, mit zunehmender Schwangerschaftsdauer an und erreicht zum Termin eine Spitzenkonzentration, die die Konzentration des mütterlichen Albumins durchaus übersteigen kann [4]. Dies ist ein bedeutsamer Sachverhalt für den Übertritt von Fremdstoffen über die Plazenta und für deren Disposition in der fetalen Zirkulation. Fremdstoffe wie Methadon, mit einer relativ hohen Albuminbindung, können im Fetalblut auf diese Weise durchaus akkumulieren. Der freie, für die Wirkung verfügbare ungebundene Anteil, ist in dieser Situation relativ niedrig und erreicht den Wirkort nur in niedriger Konzentration [22]. Der leicht azidotische pH-Wert im Plasma des Feten im Vergleich zum pH-Wert des mütterlichen Plasmas hat ebenfalls Konsequenzen für den Übertritt von Fremdstoffen auf den Feten. Schwach basische Fremdstoffe liegen im mütterlichen Plasma meist nicht ionisiert vor und gelangen auf diese Weise per Diffusion über die Plazentaschranke. Im Fetalblut hingegen führt das leicht saure Milieu dazu, dass die Moleküle eher in ionisierter Form vorliegen, aufgrund dessen ein Konzentrationsgradient zwischen mütterlicher und kindlicher Seite entsteht. Dieser Vorgang wird als Ionen-Trapping bezeichnet [22].

Die fetale Leber verfügt über eine sich mit zunehmender Schwangerschaftsdauer verändernde Aktivität fremdstoffmetabolisierender Enzymsysteme, sowohl für Phase-1- als auch für Phase-2-Reaktionen [8]. Insbesondere betrifft dies die arzneimittelmetabolisierenden Cytochrom-P450-Isoenzyme CYP3A4, CYP1A2 und CYP2D6. Die meisten der CYP-Isoenzyme zeigen während der Ontogenese einen Aktivitätsanstieg, andere verlieren mit der Geburt an Aktivität. Was die Phase-2-Reaktionen angeht, in erster Linie die Konjugation mit Glukuronsäure, ist die Kapazität während der Fetalzeit in der Regel deutlich vermindert und steigt erst nach der Geburt während der ersten Lebenswochen an [8]. Ähnlich wie bei Cytocrom-P450-Systemen findet sich bei den Glukuronidierungsreaktionen (UGT-Isoenzyme) eine ausgedehnte interindividuelle Variabilität, die für die postnatale Situation relevant ist [2].

Während Daten zum Opioidmetabolismus des Feten weitgehend fehlen, finden sich fundierte entwicklungspharmakologische Befunde für Früh- und Neugeborene, speziell zum Metabolismus von Morphin (Abb. 2.4) [3, 13, 21]. Vor der Metabolisierung des Morphins in

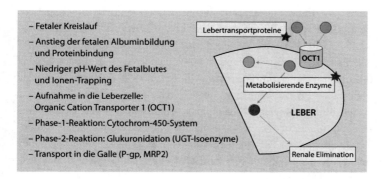

Abb. 2.4 Fetale Fremdstoffdisposition und Opioidmetabolismus (nach [16, 25])

Hepatozyten ist der Transport des Opioids aus dem Blutplasma in die Leberzelle erforderlich, was über den organischen Kationentransporter OCT1 geschieht, der ebenfalls einen bedeutsamen genetischen Polymorphismus aufweist [38]. Unterschiedliche Aktivierungsgrade des OCT1-Gens bedingen eine unterschiedliche Pharmakokinetik des Morphins, ein unterschiedliches Ansprechen auf Morphin in schmerzhaften Situationen und letztendlich auch das Auftreten von Nebenwirkungen. Es konnte bei pharmakokinetischen Untersuchungen zum Morphin bei Kindern, die eine Defektvariante im OCT1-Gen aufwiesen, nachgewiesen werden, dass Morphin deutlich verzögert eliminiert wird [11]. Es ist davon auszugehen, dass auch maternale Varianten im OCT1-Transporter der Hepatozyten die fetale Disposition mit Opioiden infolge verzögerter Elimination und erhöhter Plasmaspiegel verstärken können. Entsprechende Daten zu Methadon und Buprenorphin scheinen nicht verfügbar zu sein. Insgesamt ist derzeit noch wenig über die Ontogenese der Membrantransporter und deren Bedeutung für die Pharmakokinetik im Neugeborenen- und Säuglingsalter bekannt [30].

Fetale und neonatale Opioideffekte

Die Wirkung von Opioiden geschieht im ZNS über spezifische Opioidrezeptoren. Opioide gelangen in das ZNS, nachdem sie die Blut-Hirn-Schranke und die Blut-Liquor-Schranke überwunden haben. Bereits die fetale Blut-Hirn-Schranke weist ab ca. 22 Schwangerschaftswochen an kapillaren Endothelzellen im Bereich der luminalen Membran die Expression von P-gp-Transportern auf, die als Effluxpumpen die Aufnahme von Morphin ins ZNS beeinflussen [23]. Allerdings sind diese Strukturen beim Feten noch unreif und aufgrund dessen dürfte eine verstärkte Opioidaufnahme beim Feten und beim Neugeborenen in das ZNS durchaus wahrscheinlich sein. Andere Transporter wie BCRP1 (Breast-Cancer-Resistance-Protein 1), finden sich ebenfalls in kapillären Endothelzellen der fetalen Blut-Hirn-Schranke [5, 23].

Eine weitere Barriere stellt die Blut-Liquor-Schranke dar. So konnten in Ependymzellen des Plexus choreoideus und der Ventrikel sowie an pyramidalen Zellen in der Ontogenese bereits frühzeitig Fremdstofftransporter, wie MRP1/ABCC1 nachgewiesen werden [5]. Neben der ontogenetischen Variabilität in der Aktivität der Fremdstofftransporter in der Blut-Hirn-Schranke ist auch eine genetische Variabilität zu erwarten, die an der Entwicklung und Ausprägung eines neonatalen Entzugssyndroms beteiligt ist.

Letztlich ist auch von einer erheblichen Variabilität des OPRM1-Gens, das den μ-Rezeptor 1 kodiert, auszugehen. Der μ-Rezeptor ist die entscheidende Zielstruktur für die Opioidwirkung im Hirn und somit auch für die Entwicklung eines NAS von entscheidender Bedeutung. So konnte ein Single-Nucleotid-Polymorphismus des OPRM1-Gens identifiziert werden, der mit einem abgeschwächten Verlauf eines NAS nach intrauteriner Opioidexposition des Feten einhergeht [39]. Die Variabilität des OPRM1-Gens bestimmt offenbar nicht nur das Ausmaß des Opioideffekts, sondern darüber hinaus auch die Schmerzempfindlichkeit, wie eine neuere Studie zeigt [28]. Es ist stark anzunehmen, dass die Variabilität des OPRM1-Gens für die Entwicklung eines NAS und dessen postnataler Behandlung einen weiteren wichtigen Faktor darstellt (Abb. 2.5).

OPRM1-Gen und Affinität des μ1-Opioid-Rezeptors

– μ1-Opioid-Rezeptor ist Hauptzielstruktur bei Opioidexposition in utero.

– OPRM1 118A>G AG/GG Single-Nucleotid-Polymorphismus ist assoziiert mit Heftigkeit und Dauer eines neonatalen Drogenentzugssyndroms.

	OPRM1 AA (n=60)	OPRM1 AG/GG (n=25)
Klinikaufenthalt (Tage)	24,1	17,6
Entzugstherapie (%)	72,0	48,0
Maximal-Score	12,0	10,7
Max. tgl. Methadon (mg)	1,76	1,17

Abb. 2.5 OPRM1-Gen und Eigenschaften des μ1-Opioidrezeptors (nach [39])

Zusammenfassung

Physiologische Veränderungen im Organismus der Schwangeren, plazentare Faktoren und die spezifische Ausstattung des Feten mit metabolischen Funktionen zum Opioidmetabolismus sowie die Rezeptorstrukturen für Opioide sind Stellgrößen, die bei der Entwicklung eines NAS von Bedeutung sind (Abb. 2.6). Neben ontogenetischen Faktoren spielt eine enorm starke genetische Variabilität, die klinisch zu beobachtende interindividuelle Unterschiede erklären kann, eine große Rolle. Letztlich ist die Entwicklung eines neonatalen Drogenentzugssyndroms multifaktoriell bedingt und im Einzelnen nicht vorhersagbar. Die Intensität der intrauterinen Opioidexposition, das fetale und neonatale Opioid-Handling, die zerebrale Disposition des Opioids sowie die Effektorstrukturen im ZNS bestimmen das individuelle Risiko eines Neugeborenen, postnatal ein NAS zu entwickeln und letztlich auch Intensität und Dauer der Entzugstherapie [26]. In Zukunft sollte es möglich sein, über eine genetische Charakterisierung maternaler, plazentarer und fetaler Faktoren, die an der Disposition und dem Metabolismus von Opioiden beteiligt sind, eine individualisierte Entzugstherapie des Neugeborenen zu konzipieren.

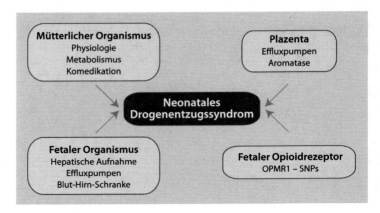

Abb. 2.6 Neonatales Drogenentzugssyndrom als Resultat komplexer Interaktionen

Literatur

1. **Abduljalil K, Furness P, Johnson TN et al.** Anatomical, physiological and metabolic changes with gestational age during normal pregnancy: a database for parameters required in physiologically based pharmacokinetic modelling. Clin Pharmacokinet 2012; 51: 365–396.

2. **Allegaert K, Vanhaesebrouck S, Verbesselt R et al.** In vivo glucuronidation activity of drugs in neonates: extensive interindividual variability despite their young age. Ther Drug Monit 2009; 31: 411–415.

3. **Anand KJ, Anderson BJ, Holford NH et al.** Morphine pharmacokinetics and pharmacodynamics in preterm and term neonates: secondary results from the NEOPAIN trial. Br J Anaesth 2008; 105: 680–689.

4. **Dancis J, Braverman N, Lind J.** Plasma protein synthesis in the human fetus and placenta. J Clin Invest 1957; 36: 398–404.

5. **Daood MJ, Tsai C, Ahdab-Barmada M et al.** ABC transporter (P-gp/ABCB1, MRP1/ABCC1, BCRP/ABCG2) expression in the developing human CNS. Neuropediatrics 2008; 39: 11–18.

6. **de Castro A, Jones HE, Johnson RE et al.** Methadone, cocaine, opiates and metabolite dispositions in umbilical cord and correlations to maternal methadone dose and neonatal outcomes. Ther Drug Monit 2011; 33: 443–452.

7. **de Castro A, Jones HE, Johnson RE et al.** Maternal methadone dose, placental methadone concentrations, and neonatal outcomes. Clin Chem 2011; 57: 449–458.

8. **Ekström L, Johansson M, Rane A.** Tissue distribution and relative gene expression of UDP-Glucuronosyl transferases (2B7, 2B15, 2B17) in the human fetus. Drug Metab Disp 2013; 41: 291–295.

9. **Elkader A, Sproule B.** Buprenorphine: clinical pharmacokinetics in the treatment of opioid dependence. Clin Pharmacokinet 2005; 44: 661–680.

10. **Fokina VM, Patrikeeva SL, Zharikova L et al.** Transplancental transfer and metabolism of buprenorphine in preterm human placenta. Am J Perinatol 2011; 28: 25–32.

11. **Fukuda T, Chidamboran V, Mizuno T et al.** OCT1 genetic variants influence the pharmacokinetics of morphine in children. Pharmacogenomics 2013; 14: 1141–1151.

12. **Hakkola J, Pasanen M, Hukkanen J et al.** Expression of xenobiotic – metabolizing cytochrome P450 forms in human full-term placenta. Biochem Pharmacol 1996; 51: 403–411.

13. **Hartley R, Green M, Quinn MW.** Development of morphine glucuronidation in premature neonates. Biol Neonate 1994; 66: 1–9.

14. **Hieronymus TL, Nanovskaya TN, Deshmukh SV et al.** Methadone metabolism by early gestational age placentas. Am J Perinatol 2006; 23: 287–294.

15. **Hudak ML, Tan RC, The Committee on Drugs, the Commitee on Fetus and Newborn.** Neonatal drug withdrawal. Pediatrics 2012; 129: e540–560.

16. **Iqbal M, Audette MC, Petropoulos S.** Placental drug transporters and their role in fetal protection. Placenta 2012; 33: 137–142.

17. **Isokerranen N, Thummel KE.** Drug metabolism and transport during pregnancy: How does drug disposition change during pregnancy and what are the mechanisms that cause such changes? Drug Metab Disp 2013; 41: 256–262.

18. **Jones HE, Johnson RE, Jasinski DR et al.** Buprenorphine versus methadone in the treatment of pregnant opioid-dependent patients: effects on the neonatal abstinence syndrome. Drug and Alcohol Dependence 2005; 79: 1–10.

19. **Jones HE, Kaltenbach K, Heil SH et al.** Neonatal abstinence syndrome after methadone or buprenorphine exposure. NEJM 2010; 363: 2320–2331.

20. **Kearns GL, Abdel-Rahman SM, Alander SW et al.** Developmental pharmacology – drug disposition, action, and therapy in infants and children. NEJM 2003; 349: 1157–1167.

21. **Knibbe CA, Krekels EH, van den Anker JN et al.** Morphine glucuronidation in preterm neonates, infants and children younger than 3 years. Clin Pharmacokinet 2009; 48: 371–385.

22. **Koren G.** Changes in drug disposition in pregnancy and their clinical implications. In: Koren G (ed.): Maternal-fetal toxicology. 2nd ed. New York: Marcel Dekker, 1994, pp 1–13.

23. **Lam J, Koren G.** P-glycoprotein in the developing brain: A review of the effects of ontogeny on the safety of opioids in neonates. Ther Drug Monit 2014; 36: 699–705.

24. **Lejeune C, Simmat-Durand L, Gouraier L et al.** Prospective multicenter observational study of 260 infants born to 259 opiate-dependent mothers on methadone or high-dose buprenorphine substitution. Drug and Alcohol Dependence 2006; 82: 250–257.

25. **Lewis T, Dinh J, Leeder JS.** Genetic determinants of fetal opiate exposure and risk of neonatal abstinence syndrome: knowledge deficites and prospects for future research. Clin Pharmacol Ther 2015; 98: 309–320.

26. **Loebstein R, Lalkin A, Koren G.** Pharmacokinetic changes during pregnancy and their relevance. Clin Pharmacokinet 1997; 33: 328–343.

27. **Malek A, Obrist C, Wentzinger S et al.** The impact of cocaine and heroin on the placental transfer of methadone. Reprod Biol Endocrinol 2009; 7: 61.

28. **Matic M, van den Bosch GE, de Wildt SN et al.** Genetic variants associated with thermal pain sensitivity in a pediatric population. Pain 2016; 157: 2476–2482.

29. **Miller RK, Kostalka TR, Brent RL.** The transport of molecules across placental membranes. In: Poste G, Nicolson GL (eds.): The cell surface in animal embryogenesis and development. Amsterdam, New York, Oxford: North-Holland Publishing, 1976, pp 145–223.

30. **Mooij MG, Nies AT, Knibbe CA et al.** Development of human membrane transporters: drug disposition and pharmacogenetics. Clin Pharmacokinet 2016; 55: 507–524.

31. **Nanovskaya TN, Deshmukh SV, Nekhayeva IA et al.** Methadone metabolism by human placenta. Biochem Pharmacol 2004; 68: 583–591.

32. **Nekhyeva IA, Nanovskaya TN, Hankins GO et al.** Role of human placental efflux transporter P-glycoprotein in the transfer of buprenorphine, levo-alpha-acetyl-methadol, and paclitaxel. Am J Perinatol 2006; 23: 423–430.

33. **Pasanen M, Pelkonen O.** The expression and environmental regulation of P450 enzymes in human placenta. Crit Rev Toxicol 1994; 24: 211–229.
34. **Seligman NS, Almario CV, Hayes EJ et al.** Relationship between maternal methadone dose at delivery and neonatal abstinence syndrome. J Pediatr 2010; 157: 428–433.
35. **Sun M, Kingdom J, Baczyk D et al.** Expression of the multidrug resistance P-glycoprotein (ABCB1 glycoprotein) in human placenta decreases with advancing gestation. Placenta 2006; 27: 602–609.
36. **Tolia VN, Patrick SW, Bennett MM et al.** Increasing incidence of the neonatal abstinence syndrome in U. S. Neonatal ICUs. NEJM 2015; 372: 2118–2126.
37. **Tracy TS, Venkataramanan R, Glover DD et al.** Temporal changes in drug metabolism (CYP1A2, CYP206 and CYP3A activity) during pregnancy. Am J Obstet Gynecol 2005; 192: 633–639.
38. **Tzvetkov MV, dos Santos Pereira, Meineke I et al.** Morphine is a substrate of the organic cation transporter OCT1 and polymorphism in OCT1 gene affect morphine pharmacokinetics after codeine administration. Biochemical Pharmacology 2013; 86: 666–678.
39. **Wachman EM, Hayes MJ, Brown MS et al.** Association of OPRM1 and COMT single-nucleotide polymorphism with hospital length of stay and treatment of neonatal abstinence syndrome. JAMA 2013; 309: 1821–1827.

3 Schwangerenbetreuung bei Drogenkonsum

Georgine Huber

Schwangere mit Drogenkonsum befinden sich in „besonderen anderen Umständen" und ihre ärztliche und soziale Begleitung stellt das Hilfesystem vor große Herausforderungen. Die oft schwierige physische und psychische Situation der Schwangeren bedeutet eine Potenzierung von Risiken für den Schwangerschaftsverlauf und für die Gesundheit des ungeborenen Kindes. Prinzipiell gibt es drei mögliche Ausgangsszenarien, in der sich die Schwangere beim frauenärztlichen Erstkontakt befinden kann:

>> Sie konsumiert polyvalent (z.B. Heroin, Amphetamine, Benzodiazepine, Cannabis, Kokain, neue psychoaktive Substanzen, Alkohol und Nikotin) und hat keinen Kontakt zum Hilfesystem.
>> Es besteht Beikonsum trotz Substitutionstherapie und der Kontakt zum Hilfesystem ist instabil.
>> Die Schwangere ist stabil substituiert und betreibt keinerlei Beigebrauch, vertraut dem Hilfesystem und nutzt es.

Die körperliche Situation der werdenden Mutter wird unter anderem von Mangel- und Fehlernährung, aber auch von Begleiterkrankungen wie Hepatiden, HIV-Infektionen und anderen, sexuell übertragbaren Erkrankungen bestimmt [4]. In Deutschland weisen ca. 60–85% der schwangeren Drogenkonsumentinnen eine Hepatitis-C-Infektion sowie 5–10% eine HIV-Infektion auf. Ein desolater Zahnstatus kann durch bakterielle Besiedelung zu vorzeitiger Wehenauslösung beitragen und eine schlechte Venensituation im Notfall zu kritischen Situationen für Mutter und Kind führen.

Um die Betroffenen in der Schwangerschaft gut betreuen zu können, ist es unabdingbar, sich mit der psychischen Situation abhängigkeitskranker Frauen zu beschäftigen. In etwa 85% der Schwangerschaften handelt es sich um ungeplante Graviditäten [3]. Ursachen dafür sind u.a. Opiatkonsum und Mangelernährung, die zu Amenorrhoephasen führt – zusammen mit dem im Vordergrund stehenden

Suchtdruck wird die Verhütungsfrage meist ignoriert. Mit Beginn einer Substitutionsbehandlung kommt es dann häufig zu einer körperlichen Stabilisierung mit ovulatorischen Zyklen, eine konsequente Verhütung fehlt jedoch. Konsekutiv werden die Schwangerschaften oft spät bemerkt oder sich eingestanden und frauenärztliche Kontakte oft erst weit nach dem ersten Trimenon aufgenommen. Da das Realisieren der Schwangerschaft, zusammen mit dem meist polytoxikoman betriebenen Konsum zur Zeit der Organogenese des Ungeborenen, gerade bei Schwangeren mit psychiatrischen Komorbiditäten (Depressionen, Persönlichkeitsstörungen) große Ängste hinsichtlich einer kindlichen Schädigung auslöst, ist eine engmaschige Betreuung durch das Hilfesystem entscheidend [2].

Zweifellos stellt die Schwangerschaft für eine drogenabhängige Frau eine zusätzliche Belastung in einer bereits instabilen Lebenssituation dar. Nicht selten werden mit dem erwarteten Kind aber auch positive oder gar unrealistische Zukunftshoffnungen verbunden. Problematisch ist in vielen Fällen das dysfunktionale Umfeld der Schwangeren, in dem Partner und Freunde ebenfalls dem Drogenmilieu angehören [5, 6]. Vielen Betroffenen fehlen Rollenvorbilder für Vertrauen, Zuverlässigkeit und körperliche Würde: 75% der substanzkonsumierenden Schwangeren kommen selbst aus Suchtfamilien mit kindlicher Vernachlässigung und ca. 50% waren als Kind Gewalterfahrungen ausgesetzt. Das eigene Verhalten wurde an diese Vorerfahrungen angepasst und der Vertrauensaufbau zum Hilfesystem, das immer auch als Kontrollinstanz wahrgenommen wird, gelingt oftmals nur in kleinen Schritten. Die Angst vor Inobhutnahme des Kindes und vor Stigmatisierung ist ausgeprägt und nur durch intensive Aufklärungsarbeit in Kombination mit niedrigschwelligen Hilfsangeboten können Kontakte zum Hilfesystem tragfähig werden.

Grundvoraussetzung zur (ärztlichen) Hilfe sind klare Absprachen, das Unterlassen heimlicher medizinischer Maßnahmen und das Einholen einer Schweigepflichtsentbindung. Der Schwangeren muss kommuniziert werden, dass sie für sich und das Ungeborene Verantwortung trägt und dazu ein Annehmen von Hilfe gehört.

Wichtig

Wichtig ist, dass sich das Hilfesystem (Suchthilfe, Beratungsstellen, Jugendamt, Frauenarzt, Hebamme, Geburtsklinik, Pädiatrie) vernetzt, seine Ressourcen bündelt und Verantwortung teilt (NICE-Guidelines 2010; ACOG 2012). Die Schwangere soll in ihrer Eigenverantwortlichkeit gefördert und gefordert, gleichzeitig aber vor Überforderung bewahrt werden [1].

Für die frauenärztlichen Vorsorgen stehen zunächst die Klärung des Schwangerschaftsalters und die fetale Substanzexposition sowie der maternale Infektionsstatus im Vordergrund. Prinzipiell sollten intensivierte Kontrollintervalle im 2-wöchentlichen Abstand angestrebt werden, um Komplikationen wie Frühgeburtsbestrebungen oder intrauterine Wachstumsrestriktion des Feten rechtzeitig zu erkennen. Ein differenzierter Organultraschall sollte der Schwangeren immer angeboten werden, insbesondere bei Konsum von Amphetaminen und Alkohol in der Frühschwangerschaft. Die Schwangerenvorsorge bietet für den Frauenarzt eine Chance, mit der Schwangeren im Kontakt zu bleiben, die Mutter-Kind-Bindung zu fördern und positives maternales Verhalten zu stärken [7]. In den Aufklärungsgesprächen muss die Schwangere darüber informiert werden, dass alle konsumierten Substanzen die Plazentaschranke passieren, in ihrer Auswirkung auf den Feten oft unkalkulierbar sind und z.B. Nikotin sowohl zu einer fetalen Wachstumsrestriktion als auch zur Verstärkung des neonatalen Entzugssyndroms führt. Eindringlich warnen muss der betreuende Frauenarzt vor Konsum von Kokain und Crystal Meth (Gefahr der vorzeitigen Plazentalösung) sowie vor einem kalten Entzug von Heroin (fetale Hypoxämie) und Benzodiazepinen (maternale Krampfanfälle).

Für die Geburtsplanung ist eine frühe Kommunikation mit der Geburtsklinik, Anästhesie und Pädiatrie von Bedeutung, um wichtige Fragen der Schwangeren bereits präpartal zu klären (Schmerzerleichterung subpartu, Substitution postpartal, Stillwunsch, Verbleib des Kindes) und um widersprüchliche Aussagen zu vermeiden.

Vor Klinikentlassung sollte bereits ein Termin beim betreuenden Frauenarzt für die Wöchnerin vereinbart werden, um das Thema Kontrazeption für die junge Mutter nicht in Vergessenheit geraten zu lassen.

Literatur

1. **Calvin C, Moriarty H.** A special type of 'hard-to-reach' patient: experiences of pregnant women on methadone. J Prim Health Care 2010; 2: 61–69.
2. **Fenton M et al.** Psychiatric comorbidity and the persistence of drug use disorders in the United States. Addiction 2012; 107(3): 599–609.
3. **Heil SH, Jones HE, Arria A et al.** Unintended pregnancy in opioid-abusing women. J Subst Abuse Treat. 2011; 40(2): 199–202.
4. **Metz V, Köchel B, Fischer G.** Should pregnant women with substance use disorders be managed differently? Neuropsychiatry 2012; 2: 29–41.
5. **Norman RE, Byambaa M, De R, Butchart A, Scott J, Vos T.** The long-term health consequences of child physical abuse, emotional abuse, and neglect: a systematic review and meta-analysis. PLoS Med 2012; 9: e1001349
6. **Velez ML, Montoya ID, Jansson LM et al.** Exposure to violence among substance-dependent pregnant women and their children. J Subst Abuse Treat 2006; 30: 31–38.
7. **Welle-Strand GK et al.** Neonatal outcomes following in utero exposure to methadone or buprenorphine: A National Cohort Study of opioid-agonist treatment of Pregnant Women in Norway from 1996 to 2009. Drug Alcohol Depend 2012; 127: 200–206.

4 Therapieempfehlungen für opiatkonsumierende Schwangere

Jan-Peter Siedentopf

Der Konsum von Opiaten und Opioiden in der Schwangerschaft stellt einen Risikofaktor für den Schwangerschaftsverlauf, die Neugeborenenzeit und die weitere Entwicklung des Kindes dar. Von Opiaten und Opioiden geht offenbar kein Fehlbildungsrisiko aus, so dass – anders als bei bekannt embryotoxischen oder teratogenen Substanzen wie Alkohol oder Kokain – bei Eintritt einer Schwangerschaft keine Notwendigkeit für ein sofortiges Absetzen entsteht [26].

Bei der Betreuung von opiatkonsumierenden Schwangeren ist es wichtig, die individuelle Situation der betroffenen Schwangeren zu beachten. Obwohl es aus Sicht des Embryos, Feten und später auch des Neugeborenen unerheblich ist, aus welchem Grund die Mutter Opiate konsumiert hat, spielt genau dieser Grund bei der zielführenden und bedarfsgerechten Beratung und Betreuung der Schwangeren eine wesentliche Rolle. Bei der Opiateinnahme zur Behandlung bei chronischem Schmerz handelt es sich um eine andere Therapiesituation als bei abhängigem intravenösem Konsum von „Straßenheroin". Dieser wiederum bedeutet eine andere therapeutische Herausforderung als die langjährige stabile Substitutionsbehandlung der Suchterkrankung mit Methadon, Buprenorphin oder retardiertem Morphin.

Nach der Geburt stellt die Notwendigkeit des körperlichen Opiatentzugs eine wesentliche Folge des mütterlichen Opiatkonsums für das Neugeborene dar und ist eine immense psychische Belastung für die Wöchnerin bzw. die Eltern des Neugeborenen sowie die an der Therapie des Kindes Beteiligten. Je nach Opiat bzw. Opioid, Dosierung und begleitendem Konsum anderer psychotroper Substanzen kommt es zu einem unterschiedlich schweren und langen Neugeborenenentzugssyndrom (NAS; Näheres Kap. 6).

Im Rahmen der Betreuung einer opiatabhängigen Schwangeren ist es besonders relevant, den Unterschied zwischen dem Entzug eines Neugeborenen und dem Entzug eines Erwachsenen zu erläutern, da das Fehlen der psychischen Komponente der Abhängigkeit den Verlauf des NAS erleichtert. Auch der Unterschied zwischen dem oft im Rahmen der Selbstbehandlung durchgeführten „kalten Entzug" von Drogenabhängigen, also Opiatentzug ohne unterstützende Medikation, und der medikamentengestützten Therapie des NAS muss der werdenden Mutter deutlich gemacht werden.

Wichtig

Insbesondere wegen des drohenden NAS, das in seiner Schwere und Dauer nicht sicher vorhersagbar ist, sollte allen regelmäßig Opiate oder Opioide einnehmenden Schwangeren die Entbindung in einem Perinatalzentrum empfohlen und sie bei der Suche nach einer geeigneten Klinik unterstützt werden [12, 21].

Opiat- und Opioidmedikation bei somatischen Erkrankungen der Schwangeren

Selbstverständlich sollte möglichst früh, unter Umständen auch erneut im Verlauf der Schwangerschaft, eine Indikations- und Medikationsprüfung erfolgen, ohne jedoch eine sinnvolle und erfolgreiche Medikation aus Vorsicht oder Sorge vor Wirkungen auf das Ungeborene vorschnell abzusetzen [2, 13]. Insbesondere sollte eine bisher erfolgreiche und toxikologisch unbedenkliche Dauertherapie nicht zugunsten einer häufig eingenommenen Bedarfsmedikation verlassen werden, da dies eher zu geringerem Wohlbefinden der Schwangeren bei gleichzeitig starken Spiegelschwankungen in utero führt. Üblicherweise bewegen sich die Dosierungen von Opiaten zur Schmerztherapie in einem deutlich niedrigeren Dosisbereich als in der Substitutionsbehandlung, daher tritt ein NAS eher seltener auf [4].

In der Schmerztherapie erfolgt aufgrund einer Wirkungsverstärkung häufig eine Begleitmedikation mit Antidepressiva oder Neuroleptika. Eventuell kann es hierdurch zu einer Wirkungsverstärkung auch in Bezug auf das NAS und zu verstärkten Anpassungsstörungen des Neugeborenen kommen [8, 10, 11, 27]. Bei der Wahl der Medikation sollten daher unbedingt Substanzen ausgewählt werden, die sich in langjähriger Praxis bewährt haben. Einen hilfreichen Über-blick bietet die Datenbank der Embryonaltoxikologie der Charité – Universitätsmedizin Berlin (http://www.embryotox.de). Dort kann bei Bedarf auch eine individuelle Beratung erfolgen.

Interdisziplinäre Schwangerenvorsorge

Es ist dringend angeraten, die Betreuung von drogenkonsumierenden Schwangeren gemeinsam in einem interprofessionellen Team durch-zuführen. Je nach Ausgangssituation sollte diese neben der sozialpäd-agogischen und geburtsmedizinischen Betreuung auch die Einbezie-hung von Infektiologen, Suchtmedizinern oder Schmerztherapeuten beinhalten. Eine psychosomatisch orientierte, empathische Grund-einstellung aller an der Betreuung beteiligten Fachkräfte erleichtert den Zugang zu den oftmals durch psychische und physische Gewalt vorbelasteten Patientinnen. Bei Bedarf ist großzügig an die Hinzuzie-hung von Psychologen oder Psychiatern zu denken.

Da sich eine große Sorge der opiatkonsumierenden Schwangeren auf das Entstehen eines Neugeborenenentzugssyndroms (NAS) be-zieht, ist auch die präpartale Kontaktaufnahme mit den später das Kind behandelnden Neonatologen empfehlenswert. Je besser wäh-rend der präpartalen Betreuung Ängste abgebaut werden können, umso zuverlässiger wird die Schwangere an den empfohlenen Vorsor-geuntersuchungen teilnehmen und sich bei Problemen wie Sucht-druck oder erfolgtem Beikonsum an die Behandler wenden [21].

Therapieoptionen

Paradoxerweise wurde in der Suchtmedizin über viele Jahre die Sub-stitutionsbehandlung im Allgemeinen als ein Übergang von der Dro-genabhängigkeit zur Drogenfreiheit angesehen, während bei der Be-treuung von opiatabhängigen Schwangeren die unveränderte Fortsetzung der Substitution als Goldstandard betrachtet wurde. Mit zunehmender Akzeptanz einer individualisierten Suchtmedizin sowie dem Wissen um die Substanz- und Dosisabhängigkeit des NAS ist erfreulicherweise die bedarfsgerechte Substitutionsbehandlung auch in der Schwangerschaft mittlerweile zum Therapiestandard geworden [19, 21].

„Harm reduction" – Risiken reduzieren

Zusätzlich zu den üblicherweise empfohlenen und mit dem Begriff „harm reduction" verbundenen Strategien zur Vermeidung von Infektionsübertragung und Überdosierungen sollte jeder an der Betreuung einer opiatkonsumierenden Schwangeren Beteiligte dafür Sorge tragen, dass diese über die mit dem Substanzkonsum und einem eventuell bestehenden Beikonsum verbundenen besonderen Risiken für die Schwangerschaft informiert ist [9]. Neben der Gefährdung durch bekannt teratogene Noxen wie Alkohol muss die Schwangere über die von einem akuten Opiatentzug ausgehenden Gefahren für die Schwangerschaft aufgeklärt werden [20]. Vorzeitige Plazentalösung, intrauteriner Fruchttod und Mekoniumaspiration, aber auch die intrauterine Wachstumsretardierung werden durch starke Dosisschwankungen beziehungsweise einen akuten Opiatentzug in der Schwangerschaft verursacht.

Auch die Empfehlung, den Zigarettenkonsum zu kontrollieren und möglichst zu reduzieren bzw. zu stoppen, ist Teil der Risikoaufklärung, da die Folgen des Rauchens in der Schwangerschaft natürlich auch die Kinder opiatkonsumierender Schwangerer betreffen können [23]. Zudem zeigen die betroffenen Neugeborenen ein verstärktes NAS [28].

„Laissez faire" – weiter so!

Im günstigsten Fall wird eine opiatkonsumierende Schwangere durch einen Schmerzmediziner oder Suchttherapeuten beigebrauchsfrei in der niedrigsten möglichen Dosis behandelt und nimmt die geburtshilflichen Vorsorgeuntersuchungen regelmäßig wahr. Außerdem lebt sie in einer adäquaten Wohnsituation und ist sozial abgesichert. Selbstverständlich muss auch diese Schwangere über die von Beikonsum und einem akuten Einzug in der Schwangerschaft ausgehenden Risiken aufgeklärt werden. Idealerweise kann sie – falls notwendig – noch zur Reduktion des Zigaretten- oder Cannabiskonsums oder zur Abstinenz geführt werden [28].

Auch dieser Schwangeren werden Hilfsangebote vorgestellt und auch sie wird über die Rolle des Kinder-, Jugend- und Gesundheitsdienstes bzw. des Jugendamtes nach der Geburt informiert. Zur Dokumentation des günstigen Verlaufs empfehlen wir die regelmäßige Durchführung von Drogenscreenings.

Substitutionstherapie

Die Substitution mit langwirksamen Opiaten oder Opioiden stellt die Standardtherapie von opiatabhängigen Schwangeren dar [29]. Primär kommen die vom Gesetzgeber (BtmVV) als Substitutionsmedikamente zugelassenen Substanzen in Betracht. Die weltweit umfangreichsten Erfahrungen betreffen Methadon-Razemat, eine Substanz, die in Deutschland über viele Jahre lediglich als Rezeptur nach ärztlicher Verordnung in den Apotheken angemischt wurde. Erst in den letzten Jahren wird Methadon-Razemat auch von pharmazeutischen Firmen hergestellt und als Tabletten und Trinklösung angeboten. Der Hauptanteil des verordneten Methadons betrifft aber, trotz den damit verbundenen Sicherheits- und Haftungsrisiken, weiterhin die Rezepturverordnung. Schon vor Einführung der Substitution mit Methadon 1987 erfolgte in Deutschland die Ersatzbehandlung von opiatabhängigen Schwangeren mit dem nur im deutschen Sprachraum vermarkteten Levomethadon, dem hauptsächlich wirksamen Isomer im Methadon-Razemat [16].

Seit 2000 ist Buprenorphin als Substitutionsmedikament in Deutschland zugelassen und wird seitdem auch bei Schwangeren erfolgreich eingesetzt [7, 22]. Auch die Anwendung der Kombination aus Buprenorphin und Naloxon in der Schwangerschaft wurde beschrieben und erscheint vertretbar [15]. Die neueste Erweiterung der in Deutschland zugelassenen Substitutionsmedikamente stellt das retardierte Morphin dar. Dessen Anwendung in der Schwangerschaft wurde ebenfalls bereits beschrieben; längerfristige Erfahrungen bestehen jedoch noch nicht [5].

Eine Sonderrolle nimmt die Vergabe von Diamorphin, die so genannte Heroinvergabe ein. Schon in der Planung der „Heroinstudie" (http://www.heroinstudie.de) wurden als Zielgruppe Heroinkonsumenten, die mit den herkömmlichen Substitutionsangeboten nicht erreicht wurden, festgelegt. Auch für die Schwangerschaft stellt die Vergabe von pharmazeutisch hergestelltem Diamorphin gegenüber „Straßenheroin" zwar eine sehr viel größere Medikamentensicherheit dar, die kurze Halbwertszeit führt jedoch zu starken Spiegelschwankungen, die als eine Ursache für intrauterine Wachstumsstörungen angesehen werden. Eine abschließende Bewertung der Diamoprhinvergabe an Schwangere ist allerdings derzeit nicht möglich.

Wichtig

Ziel der Substitutionsbehandlung Schwangerer ist es, eine Beikonsumfreiheit in der Schwangerschaft zu erreichen. Wesentliches Kriterium für die Auswahl des Substitutionsmedikaments stellt daher die mit dem Medikament zu erzielende Stabilität im Dosisverlauf bei Beikonsumfreiheit dar. Angesichts nicht eindeutiger Studienergebnisse bezüglich der verschiedenen Substitutionssubstanzen sind hierfür derzeit die Erfahrung und Einschätzung der Behandler und der Wunsch der Schwangeren maßgeblich.

Um dauerhafte Beikonsumfreiheit zu erreichen, müssen in der Schwangerschaft mitunter Veränderungen der Substanzdosis vorgenommen werden. Diese Veränderungen sollten mit der Patientin besprochen und das Pro und Kontra abgewogen werden [17].

Durch Zunahme des Verteilungsvolumens, eventuell jedoch auch durch eine vermehrte psychische Belastung bedingt, fordern manche Patientinnen eine höhere Substitutionsdosis ein, bzw. es kommt zu einer Zunahme des Beikonsums, die eine Dosiserhöhung zur Stabilisierung notwendig macht. Diesen „Dosisfindungsprozess" möglichst konfliktfrei zu gestalten, hilft, die Compliance und das Vertrauen der Patientin zu fördern. In unserer Ambulanz betreuen wir nicht selten Schwangere, die als Folge einer gestörten Arzt-Patientinnen-Beziehung die Dosis ihres Substitutionsmedikaments über Schwarzmarktzukäufe aufgestockt haben. Diese Dosis zu „legalisieren" bzw. eine angemessene Dosierung zu finden, gelingt oft nur durch eine mehrtägige stationäre Therapie.

Nicht selten wird eine Dosisreduktion von einigen Patientinnen eingefordert und bei Nichterfüllen des Wunsches – und Mitgabe des Substitutionsmedikaments („Take-home"-Vergabe) – eigenmächtig durchgeführt. Auch dies stellt eine Störung der Arzt-Patientinnen-Beziehung dar, kann die weitere Betreuung verkomplizieren und geht oft mit erheblichen Dosisschwankungen, bei zu schneller Reduktion und folgender Aufdosierung, einher, was ein Risiko für den Verlauf der Schwangerschaft bedeutet.

Angesichts der schon oben geschilderten Sorge vieler Schwangerer vor dem Auftreten eines NAS ist deren häufig geäußerter Wunsch nach Dosisreduktion oder gar komplettem Entzug in der Schwangerschaft nachvollziehbar. In einzelnen Fällen erscheint dieser Wunsch auch realistisch, insbesondere die psychosozialen Begleitumstände, aber auch das Konsumprofil vor der Schwangerschaft bzw. während des Schwangerschaftsverlaufs sind hierfür als Kriterien verwendbar. Neben der jederzeit möglichen Wiederaufnahme der Substitutionsbehandlung stellt die engmaschige Überwachung des Feten mit Ultraschall und CTG sowie die sorgfältige Schwangerenvorsorge eine Grundvoraussetzung hierfür dar [3, 24, 25].

Wichtig

Die Reduktion des Substitutionsmittels sollte möglichst langsam über einen mehrwöchigen Zeitraum erfolgen. Wichtig ist die kleinschrittige Reduktion unter Vermeidung jedweder Entzugssymptome, da diese das Kind gefährden können und eine Destabilisierung der Schwangeren mit hohem Risiko für Beikonsum bedeuten würden.

Umgang mit Beikonsum

Der zusätzliche Konsum von Opiaten und Opioiden sowie der Konsum anderer psychotroper Substanzen ist ein häufiges Phänomen in der Substitutionsbehandlung. Dieser Beikonsum kann Ausdruck einer unzureichenden Wirksamkeit der gewählten Substitutionsdosis oder eine aus Sicht der Patienten unbefriedigende Wirkung des Substituts sein. Insbesondere bei der Neueinstellung auf Buprenorphin sind einige Patienten von der, im Vergleich zu Methadon, geringeren zentralen Dämpfung überrascht und stellen diese mit anderen Substanzen, z. B. Alkohol, Cannabis oder Benzodiazepinen, her. Selbstverständlich können auch andere Belastungsfaktoren wie Konsum bzw. Rückfall des Partners oder psychischer Stress den Beikonsum begünstigen.

Eine im Kontext der Suchtmedizin immer wieder schwer einzuschätzende Problematik stellt der Zusammenhang von Beikonsum mit psychiatrischen Begleiterkrankungen dar. Als Versuch der Selbstmedikation werden von vielen Betroffenen Psychopharmaka oder andere psychisch aktive Substanzen mehr oder weniger erfolgreich eingesetzt. Neben dem z. B. bei Schlafstörungen, aber auch bei Halluzinationen häufig angewandten Cannabis werden Antidepressiva und derzeit zunehmend auch das anxiolytisch wirksame Antikonvulsivum Pregabalin in diesem Sinne konsumiert. Hier ist eine adäquate psychiatrische Diagnostik essentiell, um eine eventuell erforderliche Therapie zu optimieren oder eine möglicherweise erforderliche Entgiftungsbehandlung zu initiieren.

Bei nichtschwangeren Substituierten erfolgt bei nach erfolgter Optimierung der Therapie anhaltendem Beikonsum zumeist die Androhung von negativen Konsequenzen. Schwerste übliche Sanktion bei Nichtschwangeren stellt der „Rauswurf" aus dem Substitutionsprogramm dar. Dieses Vorgehen verbietet sich bei substituierten Schwangeren, da hierdurch eine akute Gefährdung der Schwangerschaft entstehen würde. Vielmehr sollte eine stationäre Akutbehandlung, ein geordneter Betreuerwechsel oder eventuell die Wahl eines anderen Substitutionsmittels erwogen werden.

Insbesondere Schwangere, die, selbstständig oder in Absprache, ihre Substitutionsdosis reduziert haben, erhöhen im Gegenzug oftmals den Nikotinkonsum. Angesichts der von Nikotinkonsum in der Schwangerschaft ausgehenden Gefahren sollte sowohl bei der Substitutionsbehandlung als auch bei der Schwangerenvorsorge regelmäßig zu Nikotinreduktion und Nikotinkarenz beraten werden [6].

Eine Sonderposition nimmt der Konsum von Alkohol in der Schwangerschaft ein. Einerseits wird dieser oftmals nicht als „Beikonsum" wahrgenommen, sondern findet im gesellschaftlich akzeptierten und üblichen Rahmen statt, andererseits wird die Gefährlichkeit von Alkoholkonsum in der Schwangerschaft leider immer noch weitgehend unterschätzt [1]. Auch der substituierten Schwangeren sollte absoluter Alkoholverzicht angeraten werden.

Stillen bei Opiat- und Opioideinnahme

Prinzipiell können Substanzen, die die so genannte „Blut-Hirn-Schranke" sowie die Plazenta überwinden können, auch in der Muttermilch nachgewiesen werden. In Abhängigkeit von Molekülgröße, Polarität und Lipophilie werden von der mütterlichen Serumkonzentration abweichende Konzentrationen festgestellt. Vor einer individuellen Entscheidung für oder gegen das Stillen sollte die damit verbundene anhaltende Exposition des Neugeborenen thematisiert werden. Bei den zur Substitution angewandten Substanzen kommt es nicht zu einer Anreicherung in der Muttermilch, so dass die absolute Menge ehe geringer als die intrauterine Exposition ist. Zusammenfassend beurteilt die Vereinigung amerikanischer Kinderärzte das Stillen bei beikonsumfreier Substitution als vorteilhaft [14]. Im Falle eines hohen Beikonsumrisikos, z.B. nach wiederholtem Beikonsum in der Schwangerschaft trotz Therapieoptimierung, aber auch bei zusätzlicher psychotroper Medikation aufgrund bestehender Komorbidität sollte ein Stillwunsch kritisch hinterfragt bzw. vom Stillen abgeraten werden [14, 18].

Literatur

1. **Bergmann RL, Spohr HL, Dudenhausen JW (Hrsg.).** Alkohol in der Schwangerschaft. Häufigkeit und Folgen. München: Urban & Vogel, 2006.

2. **Coluzzi F, Valensise H, Sacco M, Allegri M.** Chronic pain management in pregnancy and lactation. Minerva Anestesiol 2014; 80: 211–224.

3. **Dashe JS, Jackson GL, Olscher DA, Zane EH, Wendel GD Jr.** Opioid detoxification in pregnancy. Obstet Gynecol 1998; 92: 854–858.

4. **Desai RJ, Huybrechts KF, Hernandez-Diaz S et al.** Exposure to prescription opioid analgesics in utero and risk of neonatal abstinence syndrome: population based cohort study. BMJ 2015; 350: h2102.

5. **Dooley R, Dooley J, Antone I et al.** Narcotic tapering in pregnancy using long-acting morphine: an 18-month prospective cohort study in northwestern Ontario. Can Fam Physician 2015; 61: e88–95.

6. **Dudenhausen JW (Hrsg.).** Rauchen in der Schwangerschaft. Häufigkeit, Folgen und Prävention. München: Urban & Vogel, 2009.

7. **Fischer G, Etzersdorfer P, Eder H, Jagsch R, Langer M, Weninger M.** Buprenorphine maintenance in pregnant opiate addicts. Eur Addict Res 1998; 4 (Suppl 1): 32–36.

8. **Gentile S.** Managing antidepressant treatment in pregnancy and puerperium. Careful with that axe, Eugene. Expert Opin Drug Safe 2015; 14: 1011–1014.

9. **Heudtlass J-H, Stöver H (Hrsg.).** Risiko mindern beim Drogengebrauch. 3. Aufl. Frankfurt am Main: Fachhochschulverlag, 2005.

10. **Huang H, Coleman S, Bridge JA, Yonkers K, Katon W.** A meta-analysis of the relationship between antidepressant use in pregnancy and the risk of preterm birth and low birth weight. Gen Hosp Psychiatry 2014; 36: 13–18.

11. **Huybrechts KF, Palmsten K, Avorn J et al.** Antidepressant use in pregnancy and the risk of cardiac defects. N Engl J Med 2014; 370: 2397–2407.

12. **Jones HE, Kaltenbach K, Heil SH et al.** Neonatal abstinence syndrome after methadone or buprenorphine exposure. N Engl J Med 2010; 363: 2320–2331.

13. **Kallen B, Reis M.** Ongoing pharmacological management of chronic pain in pregnancy. Drugs 2016; 76: 915–924.

14. **Kocherlakota P.** Neonatal abstinence syndrome. Pediatrics 2014; 134: e547–561.

15. **Lund IO, Fischer G, Welle-Strand GK et al.** A comparison of buprenorphine + naloxone to buprenorphine and methadone in the

treatment of opioid dependence during pregnancy: maternal and neonatal outcomes. Subst Abuse 2013; 7: 61–74.

16. **Maas U, Kattner E, Weingart-Jesse B, Schäfer A, Obladen M.** Infrequent neonatal opiate withdrawal following maternal methadone detoxification during pregnancy. J Perinat Med 1990; 18: 111–118.

17. **McCarthy JJ, Leamon MH, Willits NH, Salo R.** The effect of methadone dose regimen on neonatal abstinence syndrome. J Addict Med 2015; 9: 105–110.

18. **Muller MJ, Lange M, Paul T, Seeliger S.** [Breast feeding during methadon- and buprenorphin therapy]. Klin Padiatr 2011; 223: 408–413.

19. **Ordean A, Kahan M.** Comprehensive treatment program for pregnant substance users in a family medicine clinic. Can Fam Physician 2011; 57: e430–435.

20. **Rementeria JL, Nunag NN.** Narcotic withdrawal in pregnancy: stillbirth incidence with a case report. Am J Obstet Gynecol 1973; 116: 1152–1156.

21. **Siedentopf JP, Nagel M.** Betreuung von Patientinnen mit Drogenkonsum. In: Wollmann-Wohlleben V et al. (Hrsg.): Psychosomatisches Kompendium der Frauenheilkunde und Geburtshilfe. München: Hans Marseille Verlag, 2008, S. 209–221.

22. **Siedentopf JP, Nagel M, Eßer M, Casteleyn S, Dudenhausen J.** Erfahrungen mit der Buprenorphineinstellung und anschließenden Dosisreduktion im Vergleich zu L-Methadon bei schwangeren Opiatabhängigen. Geburtshilfe Frauenheilkd 2004; 64: 711–718.

23. **Siedentopf JP.** Pathophysiologische Aspekte des Rauchens in der Schwangerschaft. [Pathophysiological aspects of smoking in pregnancy]. Z Geburtshilfe Neonatol 2008; 212: 77–79.

24. **Stewart RD, Nelson DB, Adhikari EH et al.** The obstetrical and neonatal impact of maternal opioid detoxification in pregnancy. Am J Obstet Gynecol 2013; 209: 267 e1–5.

25. **Terplan M.** The obstetric and neonatal impact of maternal opioid detoxification in pregnancy. Am J Obstet Gynecol 2014; 210: 375–376.

26. **van Gelder MM, Reefhuis J, Caton AR et al.** Maternal periconceptional illicit drug use and the risk of congenital malformations. Epidemiology 2009; 20: 60–66.

27. **Weisskopf E, Fischer CJ, Bickle Graz M et al.** Risk-benefit balance assessment of SSRI antidepressant use during pregnancy and lactation based on best available evidence. Expert Opin Drug Safe 2015; 14: 413–427.

28. **Winklbaur B, Baewert A, Jagsch R et al.** Association between prenatal tobacco exposure and outcome of neonates born to opioid-maintained mothers. Implications for treatment. Eur Addict Res 2009; 15: 150–156.

29. **World Health Organization.** Guidelines for the identification and management of substance use and substance use disorders in pregnancy. Geneva, Switzerland: WHO, 2014.

5 Interprofessionelle und interdisziplinäre Betreuung drogenabhängiger Schwangerer

Manuela Nagel

Ausgangssituation

Menschen, die häufig, regelmäßig oder abhängig Suchtsubstanzen konsumieren, tragen ein großes Risiko, gesundheitlich, psychisch und sozial zunehmend zu verelenden. Die Beschaffung illegaler Substanzen und die damit verbundene Kriminalisierung verstärken diesen Prozess erheblich.

Die Risiken für gesundheitliche Schäden liegen einerseits in den direkten Substanzwirkungen auf den Organismus begründet – unabhängig davon, ob sie legal oder illegal sind –, andererseits in den indirekten Wirkungen durch die Lebensumstände oder der Konsumform und den daraus resultierenden Risiken für Infektionserkrankungen.

Nach den Ergebnissen verschiedener Prävalenzstudien haben 3 bis 5% der Drogenabhängigen eine HIV-Infektion [7] und, je nach Drogenszenen und Studienstädten, zwischen 31% und 73% eine Hepatitis-C-Infektion, von denen 23–50% ansteckend und behandlungsbedürftig sind [7].

Mitarbeiter der Suchthilfen in Hamburg schätzen die körperliche Gesundheit ihrer Klienten und Klientinnen bei 25% als extrem belastet und bei 32% mit einer mittleren Belastung ein. Die psychische Belastung wurde von den Beratern und Beraterinnen bei 37% der Klientel als erheblich bis extrem dokumentiert, wobei der Anteil der Frauen mit 43% deutlich höher liegt als der Anteil der Männer mit 33% [5]. Nach ärztlicher Einschätzung haben von den opiatabhängigen Patienten und Patientinnen in Substitutionsbehandlung 77% körperliche Erkrankungen und 66% teils schwerwiegende psychische Leiden [12].

Im Statusbericht der Hamburger Basisdatendokumentation gaben 39% der Klienten an, in einer festen Partnerschaft zu leben, wobei in 50% der Fälle der Partner/die Partnerin ebenfalls Suchtprobleme hat. Leistungen nach dem SGB II (Harz IV) werden von 55%

der Klienten bezogen und 6%, hauptsächlich Frauen, finanzieren sich über Prostitution. Nur 60% der Hamburger Klienten und Klientinnen leben zum Zeitpunkt der Datenerhebung im eigenen Wohnraum, 79% wurden mindestens einmal in ihrem Leben strafrechtlich verurteilt und 8% leben zur Datenerhebung in Haft [5].

> ## Wichtig
> Die Risiken einer Drogenabhängigkeit oder eines regelmäßigen Suchtmittelkonsums nehmen Einfluss auf den Verlauf einer Schwangerschaft, die intrauterine Entwicklung und Geburt des Kindes sowie auf die Rahmenbedingungen für das Kind, sich nach der Geburt seinen Bedürfnissen entsprechend, körperlich und seelisch gesund entwickeln zu können.

Risiken für Kinder suchtkranker Eltern

Alle psychotropen Substanzen gelangen durch die Plazentaschranke und wirken auf das sich entwickelnde Kind. Neben den spezifischen Risiken für Fehlbildungen gibt es unspezifische Substanzwirkungen in der neurologischen Entwicklung. Die multiplen gesundheitlichen, psychischen und psychosozialen Belastungsfaktoren beeinträchtigen den Verlauf der Schwangerschaft und somit auch die intrauterine Entwicklung des Kindes.

Kinder drogenabhängiger Eltern gelten als Hochrisikogruppe für die Entwicklung substanzbezogener Störungen [8]. Mehreren Studien zufolge habe sie ein 2,4- bis 6fach erhöhtes Risiko, selbst eine Abhängigkeitserkrankung und häufiger psychische Störungsbilder mit klinischer Relevanz zu entwickeln [10]. Nicht alle Studien belegen die Substanzwirkung in der Schwangerschaft als ursächlich, sondern sehen genetische Faktoren, Nachahmung des elterlichen Konsumverhaltens, widrige Kindheitserlebnisse, den niedrigen sozioökonomischen Status oder die Antisozialität der Eltern als auslösende Faktoren [1].

Über die Risiken der Substanzwirkung hinaus zeigte sich in Studien, dass 43% der Kinder drogenabhängiger Mütter bis zu ihrem

18. Lebensmonat einen Wechsel der Hauptbezugsperson erlebten. Diese Diskontinuitäten wurden als bedeutender Risikofaktor für Verhaltensauffälligkeiten identifiziert [9]. Durch die hohe Rate an psychiatrischen Komorbiditäten der Eltern und den damit einhergehenden komplexen Störungsbildern, erleiden Kinder drogenabhängiger Eltern stärkere Schäden als Kinder alkoholkranker Eltern [3].

20% der Kinder drogenabhängiger Eltern erleben nachweislich Missbrauch oder Vernachlässigung, wobei 70% Fälle von Vernachlässigungen wie unzureichende Aufsicht, schlechte Ernährung oder mangelnde alltägliche Versorgung sind [11].

> ## Wichtig
>
> Die Risiken für die Entwicklung und die seelische und körperliche Unversehrtheit der Kinder drogenabhängiger und suchtmittelkonsumierender Eltern reichen weit über die Risiken der intrauterinen Substanzwirkungen hinaus. Eine suchtmedizinische Behandlung mit dem Ziel des weitgehend risikoarmen Konsums in der Schwangerschaft ist eine Initialmaßnahme, der weitere Behandlungen und Interventionsmaßnahmen folgen müssen, um die Risiken für das Kind insgesamt weitgehend zu senken. Dazu bedarf es eines Netzwerks verschiedener Expertisen und Professionalitäten. Der Weg zur Behandlung des Kindes führt in der Schwangerschaft jedoch immer über die schwangere Frau.

Interdisziplinäre Betreuung Schwangerer

Ziel der interdisziplinären Betreuung und Behandlung suchtmittelkonsumierender oder drogenabhängiger Schwangerer ist, die Risiken für die Entwicklung des ungeborenen Kindes und den Verlauf der Schwangerschaft frühzeitig zu erkennen und weitgehend zu senken. Dabei sollen die individuellen psychosozialen Lebensbedingungen sowie die Ressourcen und Einschränkungen für eine zukünftige Elternschaft erfasst werden. Dies bildet die Grundlage einer realistischen und wahrscheinlichen Gefährdungseinschätzung für das Kind, um rechtzeitig angemessene Hilfen über die Netzwerkpartner etablieren zu können.

Für eine umfassende Behandlung und Betreuung ist es grundlegend, die werdende Mutter in die Lage zu versetzen, Termine weitgehend zuverlässig einhalten zu können. Eine obdachlose Schwangere wird dazu nicht in der Lage sein. Ebenso wird dies nicht möglich sein, wenn sie sich zur Umgehung von Entzugssymptomen täglich Drogen beschaffen muss. Insofern ist es von elementarer Bedeutung, im Erstkontakt eine Behandlungs- und Interventionshierarchie zu erstellen und Interventionen, die zunächst eine weitere Anbindung ermöglichen, direkt einzuleiten bzw. umzusetzen. Dazu erfordert der erste Kontakt mit der Patientin eine interprofessionelle Status- oder Anamneseerhebung. Die psychosoziale Betreuung sollte den gesamten medizinischen Behandlungsprozess begleiten und in der Kontinuität weitgehend absichern. Darüber hinaus sollte ein Netzwerk zur langfristigen Betreuung der Familie und des Kindes aufgebaut werden.

Nach einer differenzierten Beratung zu den Risiken der Substanzen für die Schwangerschaft und das Kind, werden die meisten Schwangeren, die unregelmäßig Drogen oder Suchtstoffe konsumieren, diesen Konsum einstellen oder weitgehend in Häufigkeit und Dosis einschränken. Dient der unregelmäßige Konsum einer selbstorganisierten Behandlung von körperlichen oder psychischen Symptomen, wie z.B. Schmerzen, Schlafstörungen, Unruhe, kann nach alternativen Medikationen gesucht werden, die ungefährlich für die Schwangerschaft und das Kind sind und gleichzeitig über kontrollierte Substanzen und Dosierungen verfügen. Inwieweit eine begleitende psychosoziale Betreuung und ein weiterführendes Betreuungsnetz implementiert sein sollten, entscheidet sich an der individuellen Lebenssituation der Schwangeren.

Schwangere, die abhängig konsumieren, benötigen die suchtmedizinische und geburtshilfliche ambulante oder stationäre Behandlung, um sie von riskantem Substanzkonsum, Mischkonsum oder unkontrolliertem Schwarzmarktdrogenkonsum in eine kontrollierte Medikation, Dosisreduktion oder stabile Substitution überführen zu können. Für opiatabhängige Schwangere empfiehlt die WHO eindeutig die Substitutionsbehandlung und bezeichnet sie als Therapie der Wahl.

Der Erfolg einer suchtmedizinischen Intervention ist unter Umständen mit einer begleitenden psychosozialen Betreuung verknüpft [4]. Insbesondere im Rahmen einer Schwangerschaft ist die psychosoziale Betreuung aus Gründen des Kinderschutzes unverzichtbar.

Psychosoziale Betreuung drogenabhängiger Schwangerer

Jede schwangere drogenabhängige Frau hat ihren individuellen Entwicklungsverlauf und unterschiedliche Voraussetzungen für die Betreuung. Neben den verschiedenen Ausgangssituationen des aktuellen Drogenkonsums, innerhalb oder außerhalb einer Substitutionsbehandlung, haben sie eigene gesundheitliche Voraussetzungen und psychiatrische Begleiterkrankungen. Aus dieser Situation heraus muss die Schwangerschaft bewältigt werden. Einer Untersuchung aus dem Jahr 2011 zufolge, ist sie in der großen Mehrheit aller Fälle (86%) ungeplant, in 27% gar unerwünscht [6]. Dementsprechend wird die Diagnose der Schwangerschaft eher spät gestellt. Zudem nehmen psychosoziale Belastungsfaktoren erheblichen Einfluss auf den Verlauf der Schwangerschaft und die Entwicklungsmöglichkeiten des Kindes während und nach der Schwangerschaft.

Drogenabhängige Schwangere leben häufig in Partnerschaften, in denen der Partner ebenfalls Drogen konsumiert. Sie wohnen teilweise in verwahrlostem Wohnverhältnissen oder sind obdachlos. Vielen der betroffenen Frauen fehlen Rollenvorbilder für die fürsorgliche Elternschaft sowie adäquate Referenzerfahrungen für die Beziehung und Konfliktbewältigung. 33% der Frauen sind selbst in Suchtfamilien aufgewachsen. Von ihnen haben 72% körperliche Gewalt und rund zwei Drittel (65%) sexuelle Gewalt erfahren. Laut dem Statusbericht 2014 des Hamburger Basisdatendokumentation e.V. berichteten 86% der Klientinnen über schwer belastende Lebenserfahrungen, die nicht näher spezifiziert wurden [5]. Diese Erfahrungen und mögliche psychiatrische Begleiterkrankungen beeinträchtigen die Entwicklung, die Wahrnehmung und das Verhalten der Betroffenen. Dies kann zu völlig übersteigerten Vorstellungen von Elternschaft und „Normalität" führen, mithin zum Scheitern an der eigenen Realität und den individuellen Möglichkeiten.

> **!**
>
> **Wichtig**
>
> In einer bereits stark belasteten Lebenssituation könnte die Schwangerschaft eine weitere Belastung darstellen. Dennoch sehen viele Frauen sie als Motivation und Ausgangspunkt für deutliche Veränderungen in ihrem Leben. Schwangere Drogenabhängige sind in der Regel offen für Hilfen und Unterstützung, die ihnen eine Umstrukturierung bzw. Stabilisierung ihrer Lebenssituation ermöglichen.

Der zeitliche Rahmen für eine Betreuung in der Schwangerschaft ist maximal auf die Dauer der Schwangerschaft, eher jedoch auf einen Zeitraum von 20 bis 25 Wochen beschränkt. Die Betreuung muss somit auf die Reduzierung der Risiken für das Kind sowie eine weitgehende Stabilisierung der Lebenssituation bis zur Geburt fokussieren. Darüber hinaus ist der Aufbau eines langfristig begleitenden, interdisziplinären Netzwerks für die Mutter/Eltern, insbesondere aber für das Kind ein zentrales Anliegen.

Die suchtmedizinische und geburtshilfliche Betreuung ist so früh wie möglich zu etablieren, um die von der konsumierten Substanz ausgehenden Risiken einer Fehlbildung bzw. Fehlentwicklung des Kindes zu minimieren. Inwieweit eine Behandlungskontinuität aufgebaut werden kann, ist von einer angepassten stabilen Substitutionsbehandlung opiatabhängiger Schwangerer oder einer medikamentösen Behandlung zur Vermeidung von Suchtmittelkonsum abhängig. Das individuelle Konsumverhalten ist jedoch eng mit der aktuellen Lebenssituation (z.B. Prostitution, abhängiger Partner, konsumierendes Umfeld) verknüpft, so dass zum Erreichen einer Behandlungskontinuität in der Regel psychosoziale Interventionen und die Vernetzung zu entsprechenden Institutionen oder Trägern notwendig sind. Das primäre Ziel einer psychosozialen Betreuung während der Schwangerschaft ist es, wenn nötig zunächst die Grundlagen für medizinische Behandlungen aufzubauen. Hierzu zählen etwa die Krankenversicherung, eine Meldeadresse oder die Organisation eines Notübernachtungsplatzes. Bis die Grundlagen geschaffen sind, ist eine medizinische

Grundversorgung über Einrichtungen für nicht versicherte Menschen zu organisieren. Im nächsten Schritt sollte eine ausführliche interdisziplinäre medizinische Diagnostik und Behandlungsplanung erfolgen sowie die Behandlungskontinuität weitgehend gesichert werden – notfalls durch persönliche Begleitung.

Mit der Anbindung an die medizinische Versorgung folgen die differenzierte psychosoziale Anamnese der aktuellen Lebens- und Beziehungssituation, die Identifikation der individuellen Belastungsfaktoren und die kurz- bis mittelfristige Interventions- bzw. Hilfeplanung. Ziel ist, gemeinsam mit der Schwangeren die nächsten Schritte zu vereinbaren und zu begleiten, die zur Stabilisierung und Veränderung ihrer Lebenssituation und die des Partners notwendig sind, so dass der Aufbau einer kindgerechten Umgebung, die Planung der Erstlingsausstattung und die Entwicklung von Elternfähigkeiten eingeleitet werden können.

Dazu sollten in erster Linie Partner aus den „Netzwerken Frühe Hilfen" integriert werden, die mit Einführung des Bundeskinderschutzgesetzes vom Bundesjugendministerium (BMFSFJ) über das Nationale Zentrum Frühe Hilfen (NZFH) auf Länderebene eingerichtet wurden. Dies sind regionale Hilfsangebote für Eltern und Kinder ab Beginn der Schwangerschaft und in den ersten Lebensjahren. In den Netzwerken kooperieren Fachkräfte aus verschiedenen Bereichen, größtenteils aus dem Gesundheitswesen, häufig Hebammen, Ärzte und Ärztinnen, Sozialpädagoginnen, Fachkräfte der Kinder- und Jugendhilfe und der Schwangerenberatungen. Ihre Aufgaben liegen darin, die Risiken für das Wohl und die Entwicklung des Kindes frühzeitig zu erkennen, sie zu reduzieren [2] und die Entwicklungsmöglichkeiten des Kindes und seiner Eltern nachhaltig zu verbessern. Die Förderung der Beziehungs- und Erziehungskompetenz der werdenden Mutter/Eltern ist dabei ein zentrales Anliegen. Nicht zuletzt deshalb muss die Suchthilfe grundsätzlich Teil des Betreuungsnetzwerkes sein.

Fazit

Zusammenfassend stützt sich die psychosoziale Betreuung sucht-kranker Schwangerer auf folgende wesentliche Grundüberlegun-gen:

>> In der Gruppe drogenabhängiger und suchtmittelkonsumie-render Schwangerer, deren Partner und dem sozialen Umfeld bestehen vielfältige Belastungsfaktoren, die Risiken für das Kind darstellen können.

>> Die Betreuung ermöglicht es, die Mutter/Eltern mit Interventi-onen und Hilfen dahingehend zu unterstützen, zu stabilisieren und zu fördern, dass sie ein dem Kindeswohl zuträgliches Fa-milienleben führen und dafür ein adäquates Umfeld schaffen können.

>> Hierfür sind der Aufbau und die enge Kooperation eines inter-disziplinären und interprofessionellen Netzwerkes erforder-lich.

>> Maßgabe für alle Schritte bzw. Interventionen sind die Sicher-heit und das Wohl des Kindes, das unmittelbar von der aktu-ellen Lebenssituation der Mutter/Eltern abhängt.

Dies ist über den Zeitraum der Schwangerschaft hinaus nur sicherzu-stellen, indem möglichst früh die Kooperation mit der Kinder- und Jugendhilfe, insbesondere dem Jugendamt, eingeleitet wird.

Dem Jugendamt obliegt nach dem SGB VIII die Verantwortung, über das Wohl des Kindes zu wachen und in potenziellen oder akuten Gefährdungsfällen geeignete Maßnahmen einzuleiten. Hierbei geht es in erster Linie um „ambulante oder stationäre Hilfen zur Erziehung" oder andere Hilfen, die eine kritische familiäre Situation entlasten können. Nur wenn sich eine Gefährdung des Kindeswohls durch die Hilfen nicht abwenden lässt oder die Mutter/Eltern diese Hilfen nicht in Anspruch nehmen, muss das Jugendamt über ein Familiengericht das Kind vorübergehend oder dauerhaft außerhalb der elterlichen Obhut unterbringen (s. Kap. 7).

Ist eine drogenabhängige Schwangere nicht an eine medizinische und psychosoziale Betreuung anzubinden, so muss das Minimalziel verfolgt werden, sie zur Geburt in einer Klinik mit angeschlossener Neonatologie zu bewegen, um direkt nach der Geburt die notwendige medizinische Versorgung des Neugeborenen sicherstellen zu können. Körperliche Folgeschäden des Drogenkonsums müssen diagnostiziert und ggf. sofort behandelt werden. Je nach Substanzkonsum der Mutter ist mit Entzugssymptomen des Kindes zu rechnen, die dringend einer intensivmedizinischen neonatologischen Überwachung und Behandlung bedürfen. In diesen Fällen ist das zuständige Jugendamt so früh wie möglich, spätestens aber nach der Geburt zu informieren, unabhängig vom Einverständnis der Mutter/Eltern. Das gilt auch für Schwangere, die nach der Erstvorstellung nicht mehr erscheinen. Dieses Vorgehen ist im Artikel 1 des Gesetzes zur Kooperation und Information im Kindesschutz (KKG) geregelt (s. Kap. 7).

Viele Mütter/Eltern scheuen den Kontakt zur Kinder- und Jugendhilfe, da sie möglicherweise in ihrer Kindheit oder mit vorher geborenen Kindern negative Erfahrungen mit dem Jugendamt gesammelt haben. Dazu kommt, dass im Umfeld drogenabhängiger Menschen viele Geschichten kursieren, in denen das Jugendamt die Kinder „einfach wegnimmt oder weggenommen hat".

So besteht eine elementare Aufgabe der psychosozialen Betreuung darin, betroffene Schwangere/Eltern über die Aufgaben des Jugendamtes zu informieren und sie zugleich für die von der Kinder- und Jugendhilfe finanzierten Hilfsangebote zu gewinnen. Die Kollegen und Kolleginnen der „Frühen Hilfen" können den Kontakt zum Jugendamt herstellen und ggf. begleiten. Bis zur Übergabe der Familie an das Jugendamt – spätestens mit der Geburt des Kindes – wird in der Regel die Terminplanung, die Kooperation/Kommunikation der Netzwerkpartner und die Umsetzung der Interventionsplanung gemeinsam mit der Mutter/den Eltern strukturiert und koordiniert.

Die Betreuung erstreckt sich auf die Schwangerschaft, die Geburt und die Wochenbettphase. In diesem Zeitraum werden Einschätzungen der Ressourcen und Hilfebedarfe der (zukünftigen) Mutter/Eltern bezüglich der Konsum- und Lebensstabilität sowie der Elternfähigkeiten gewonnen. Im Betreuungsverlauf wird deutlich, wie relevante persönliche Eigenschaften einzuschätzen sind: die Verbindlichkeit und die Fähigkeit, Probleme zu erkennen, adäquat zu reagieren und ggf. Hilfe einzufordern. Im stationären Rahmen während des Wochenbettes oder der Behandlung des Neugeborenen können unter Anleitung von Kinderkrankenschwestern pflegerische Fähigkeiten eingeübt und die Qualität des Bindungsaufbaus zwischen Mutter/Eltern und dem Kind beobachtet werden.

Diese Informationen helfen den Kollegen und Kolleginnen des Jugendamtes, eine differenzierte Einschätzung über eine potenzielle Gefährdung des Kindeswohls zu erlangen und notwendige Hilfen bedarfsgerecht zu etablieren. Ist nach diesen Erkenntnissen der Schutz des Kindes mit ambulanten oder stationären Hilfen zunächst nicht zu gewährleisten, kann es nicht aus der Klinik zur Mutter/zu den Eltern entlassen werden. Das Jugendamt muss in diesem Fall entsprechende Interventionen einleiten.

Wichtig

Je intensiver die interdisziplinäre und interprofessionelle Betreuung in der Schwangerschaft ist und je länger sie andauert, desto größer ist die Chance, dem Kind ein angemessenes und förderliches Entwicklungsfundament zu bereiten.

Literatur

1. **Bröning S, Thomasius R, Klein M.** Konzeption und Evaluation eines modularen Präventionskonzepts für Kinder aus suchtbelasteten Familien. Abschlussbericht an das Bundesministerium für Gesundheit (BMG). Hamburg/Köln, 2012, S. 12–13.
2. **Bundesministerium für Familie, Senioren, Frauen und Jugend.** Nationales Zentrum Frühe Hilfen (NZFH), Unterstützung für Familien von Anfang an, Bundesinitiative Frühe Hilfen 2012–2015. Köln, 2015.
3. **Englert E, Ziegler M.** Kinder opiatabhängiger Mütter: Ein Überblick. Suchttherapie 2001; 2: 143–151.

4. **Gerlach R, Stöver H (Hrsg.).** Psychosoziale Unterstützung in der Substitutionsbehandlung, Übersichtsbeiträge. Landsberg: ecomed Medizin, 2010, S. 63.

5. **Hamburger Basisdokumentation (Bado) e.V.** Suchthilfe in Hamburg; Statusbericht der Hamburger Basisdokumentation. 2014, S. 36–40.

6. **Heil SH, Jones HE, Arria A et al.** Unintended pregnancy in opioid-abusing women. J Subst Abuse Treat 2011; 40: 199–202.

7. **IFT – Institut für Therapieforschung.** Bericht 2014 des nationalen Reitox-Knotenpunkts an die EBDD. Drogensituation 2013/2014: 131–132, 137.

8. **Klein M.** Kinder und Jugendliche aus alkoholbelasteten Familien. Stand der Forschung, Situations- und Merkmalanalyse; Konsequenzen, Risiken, Resilienzen, Lösungen und Hilfen. Regensburg: Roderer, 2005, S. 1–2.

9. **Lenz A.** Riskante Lebensbedingungen von Kindern psychisch und suchtkranker Eltern – Stärkung ihrer Resilienzressourcen durch Angebote der Jugendhilfe. Expertise zum 13. Kinder- und Jugendbericht der Bundesregierung. 2009, S. 19.

10. **Molina BSG, Donovan JE, Belendiuk KA.** Familial loading for alcoholism and offspring behaviour: mediating and moderating influences. Alcohol Clin Exp Res 2010; 34: 1972–1984.

11. **Simpson TL, Miller WR.** Concomitance between childhood sexual and physical abuse and substance use problems. Clin Psychol Rev 2002; 22: 27–47.

12. **Wittchen H-U, Bühringer G, Rehm J, PREMOS Gruppe.** Ergebnisse und Schlussfolgerungen der PREMOS-Studie. Suchtmedizin in Forschung und Praxis 2011, 13: 228–230.

6 Diagnostik und Therapie bei Kindern drogenabhängiger Mütter

Sonja Mücke

Einleitung

Neugeborene drogenabhängiger Mütter sind intrauterin plazentagängigen Substanzen mit unterschiedlichen Effekten ausgesetzt. So ist insbesondere für Nikotin und Kokain die Ausbildung einer intrauterinen Wachstumsretardierung und für Alkohol die Beeinträchtigung der kognitiven Entwicklung sowie ein charakteristisches Fehlbildungssyndrom, das fetale Alkoholsyndrom [7], beschrieben, wobei die Effekte unterschiedlicher Substanzen sich bei Mischkonsum gegenseitig verstärken können [11]. Die Exposition gegenüber Opiaten führt bei 55–94% der Neugeborenen zur Entwicklung eines charakteristischen Entzugssyndroms, wenn durch die Geburt die Opiatzufuhr unterbrochen wird [4]. Auch Nikotin und Benzodiazepine können Entzugssymptome auslösen oder ein Opiatentzugssyndrom verstärken [7, 17]. Die Behandlung des neonatalen Entzugssyndroms ist langwierig und erfordert die enge Zusammenarbeit eines interdisziplinären und multiprofessionellen Teams. Zumindest in den USA haben sowohl die Inzidenz als auch die Behandlungsdauer für das neonatale Entzugssyndrom in den vergangenen 10 Jahren zugenommen, so dass der Anteil der Behandlungstage, die diesem zugeordnet werden müssen, anteilmäßig von 0,6% auf 4% angestiegen sind (Abb. 6.1) [30]. Im Folgenden soll primär die bei entzügigen Neugeborenen erforderliche Diagnostik und Therapie des Opiatentzugs betrachtet werden.

Diagnostik

Anamnese

Im Rahmen der Anamneseerhebung gilt es, für das das Kind betreuende Team neben den allgemein üblichen Fragen zu Schwangerschaftsverlauf und Familienanamnese folgende Fragen vordringlich zu klären:

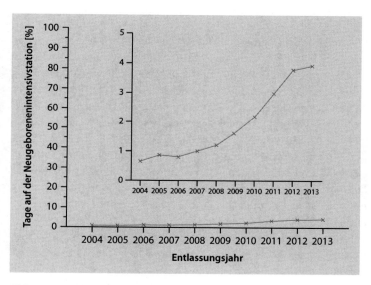

Abb. 6.1 Zunahme der Behandlung des neonatalen Entzugssyndroms auf US-amerikanischen neonatologischen Stationen
(nach [30])

» *Zur Substanzexposition:* Welche Drogen und Medikamente wurden in der Schwangerschaft eingenommen? In welcher Dosierung
und in welchem Trimenon? Gab es intravenösen Drogengebrauch? War die Mutter in einem Opiatsubstitutionsprogramm?
Wenn ja, gab es zusätzlichen Beigebrauch? Wann war die letzte
präpartale Substanzeinnahme?

» *Zu perinatal übertragbaren infektiösen Erkrankungen:* Liegen
hinreichend aktuelle Infektionsserologien bzw. PCR-Ergebnisse
für Hepatitis B und C, HIV und Lues vor? Gegebenenfalls: Wie
hoch ist die Viruslast? Welche Therapie wurde präpartal eingeleitet?

» *Zur sozialen Situation:* Welche sozialen Ressourcen und Risikofaktoren liegen vor? Gibt es bereits präpartal besprochene Regelungen bezüglich des Sorgerechts für das Neugeborene?

Klinik

Unter den Kindern drogenabhängiger Mütter ist, wie bereits angedeutet, die Rate an Frühgeburtlichkeit und symmetrischer intrauteriner Wachstumsretardierung erhöht [7]. 10–30% der Kinder kommen vor vollendeten 37 Schwangerschaftswochen zu Welt [23, 30], hierbei entfällt der größte Anteil auf so genannte „Late-Preterms" von 34+0 bis 36+6 SSW [30]. 16–34% der Neugeborenen weisen ein Geburtsgewicht unterhalb der 10. Perzentile auf [7, 23, 30]. Welcher Anteil der Wachstumsretardierung den Opiaten direkt zugeschrieben werden kann und welcher durch den Konsum von Nikotin und anderen Substanzen bedingt ist, lässt sich in der Praxis nicht bestimmen, da es nur äußerst wenige opiatabhängige Schwangere ohne zumindest begleitenden Nikotinkonsum gibt [31].

Unmittelbar postnatal sind die Neugeborenen verhältnismäßig unauffällig, die kardiopulmonale Adaptation verläuft typischerweise unkompliziert [14, 20, 23].

Entzugssymptomatik. Die Entzugssymptomatik setzt in Abhängigkeit von der Halbwertszeit der eingenommenen Substanzen typischerweise innerhalb der ersten Lebenswoche ein. Bei reinem Heroingebrauch oder auch Alkoholkonsum ist ein Entzug in den ersten 24 Stunden zu erwarten, bei Methadon am 2.–4. Lebenstag. Buprenorphin-Entzug beginnt ebenfalls etwa zwischen 40 und 72 Lebensstunden. Benzodiazepine und Barbiturate haben diesbezüglich eine gewisse Sonderstellung, hier kann ein erstes Auftreten von Entzugssymptomen bis zu zwei Wochen nach der Geburt auftreten [12].

Entzügige Neugeborene zeigen zentralnervöse Symptome, die von Hyperexitabilität über Tremor bei Aufregung und in Ruhe, schrillem Schreien und übersteigerten Reflexen bis hin zu Krampfanfällen in 1–2% der Fälle reichen können. Hinzu kommen Symptome des autonomen Nervensystems, wie erhöhte Temperaturen und Schwitzen, respiratorische Symptome wie Tachypnoe und gastrointestinale Symptome wie Durchfall und Erbrechen, wobei es schnell zu einem relevanten Gewichtsverlust und einer Gedeihstörung kommen kann.

Scoring-Modelle. Zur semiquantitativen Erfassung der Symptome wird am häufigsten der Finnegan-Score [8] bzw. modifizierte Finnegan-Scores mit 21 Items genutzt (Tabelle 6.1) [8]. Eine Alternative stellt der Lipsitz-Score [24] mit seinen 11 Items dar (Tabelle 6.2). In beiden Punktesystemen werden für das Vorhandensein und die Ausprägung der einzelnen Symptome definierte Punktzahlen vergeben und zuletzt addiert, um einen Gesamtpunktewert zu erhalten. Die Erhebung des jeweiligen Scores kann je nach Kontext sowohl durch das pflegerische als auch durch das ärztliche Team erfolgen. Dies geschieht mindestens einmal in jeder Schicht sowie jedes Mal bei Therapieänderungen. Einschränkend sollte erwähnt werden, dass beide Scoring-Modelle eine gewisse Inter-Untersucher-Variabilität sowie eine Tag-Nacht-Rhythmik aufweisen und auch bei gesunden Neugeborenen Werte zwischen 5 und 8 ergeben können [32].

Weiterführende Diagnostik

Laborchemische und toxikologische Untersuchungen

Zur laborchemischen Untersuchung der pränatalen Substanzexposition stehen im Wesentlichen zwei Verfahren zur Verfügung. In Deutschland ist vor allem die toxikologische Untersuchung des Mekoniums üblich [32]. Mittels Immunoassay, Gaschromatographie oder Massenspektrometrie kann die Substanzexposition bis ins zweite Trimenon hinein nachgewiesen werden [29]. Für Methadon wird Methadon selbst sowie der Metabolit 2-Ethyliden-1,5-dimethyl-3,3-diphenylpyrrolidin (EDDP) nachgewiesen. In den USA wird häufig auch der Nachweis im kindlichen Urin erbracht [12], wobei hier nur ein Zeitraum von wenigen Tagen bis Wochen abgedeckt wird. Die Konzentration der nachgewiesenen Opiate korreliert nicht mit dem Schweregrad des neonatalen Entzugs [10]. Die Untersuchung von Nabelschnurgewebe ist inzwischen ebenfalls technisch möglich und zeigt eine sehr gute Übereinstimmung mit den Ergebnissen der Mekoniumtoxikologie, wird allerdings aktuell nur im Rahmen von Studien durchgeführt [26]. Die Untersuchung von Haaren des Neugeborenen ist prinzipiell auch möglich und erlaubt den Nachweis von Drogenkonsum im letzten Trimenon, ist aber nur einschränkt sinn-

Tabelle 6.1 Modifizierter Finnegan-Score (nach [8])

Anzeichen und Symptome	Score												
Untersuchungsdatum/ -zeitpunkt													
Häufiges schrilles Schreien	2												
Ständiges schrilles Schreien	3												
Schlafen nach dem Füttern:													
>> <3 h	1												
>> <2 h	2												
>> <1 h	2												
MORO-Reflex:													
>> verstärkt	2												
>> extrem	3												
Tremor bei Störung:													
>> leicht	1												
>> mäßig	2												
Tremor in Ruhe:													
>> leicht	3												
>> mäßig	4												
Erhöhter Muskeltonus	2												
Hautabschürfungen	1												
Myoklonien	3												
Krampfanfälle	5												
Schwitzen	1												
Fieber:													
>> 37,2–38,2	1												
>> >38,2	2												

Tabelle 6.1 Modifizierter Finnegan-Score (nach [8]) (Fortsetzung)

Anzeichen und Symptome	Score											
Untersuchungsdatum/ -zeitpunkt												
Häufiges Gähnen	1											
Marmorierte Haut	1											
Verstopfte Nase	2											
Nasenflügeln	2											
Häufiges Niesen	1											
Atmung: >> >60/min >> >60/min und Dyspnoe	1 2											
Übermäßiges Saugen	1											
Trinkschwäche	2											
Regurgitation	2											
Erbrechen im Schwall	3											
Dünne Stühle	2											
Wässrige Stühle	3											
Gesamt-Score												
Unterschrift:												
Medikation (Dosis)												

Tabelle 6.2 Lipsitz-Score (aus [24]). Das Vorhandensein und die Ausprägung von Tremor, vermehrtem Weinen, übersteigerten Reflexen, dünnen Stühlen, erhöhtem Muskeltonus, Hautabschürfungen, Tachypnoe, wiederholtes Niesen, wiederholtes Gähnen, Erbrechen und Fieber werden mit 0–3 Punkten bewertet

Anzeichen und Symptome	Score			
	0	1	2	3
Tremor (Muskelaktivität der Extremitäten)	Normal	Minimal erhöht bei Hunger oder Unruhe	Mäßig oder deutlich erhöht in Ruhe; Nachlassen während des Fütterns oder in behaglicher Position	Deutlich oder fortwährend erhöht, selbst in Ruhe; Steigerung zu anfallsartigen Bewegungen
Erregbarkeit (vermehrtes Weinen)	Keine	Leicht erhöht	Mäßig bis heftig bei Unruhe oder Hunger	Deutlich erhöht, selbst in Ruhe
Reflexe	Normal	Übersteigert	Deutlich übersteigert	
Stuhlgang	Normal	Explosionsartig, aber normale Häufigkeit	Explosionsartig über mehr als 8 Tage	
Muskeltonus	Normal	Erhöht	Muskelsteifigkeit	
Hautabschürfungen	Keine	Rötungen an Knien und Ellenbogen	Hautrisse	
Atemfrequenz/ Minute	<55	55–75	76–95	
Wiederholtes Niesen	Nein	Ja		
Wiederholtes Gähnen	Nein	Ja		
Erbrechen	Nein	Ja		
Fieber	Nein	Ja		

voll, da nicht alle Neugeborenen über ausreichend viele und lange Haare verfügen [29].

Zum Ausschluss möglicher Differenzialdiagnosen insbesondere bei pränatal nicht bekannter Drogenexposition können Blutuntersuchungen mit Bestimmung des Blutzuckers, der Elektrolyte und Entzündungswerte notwendig sein.

Elektrophysiologische Untersuchungen

Beim Verdacht auf Krampfanfälle kann die Ableitung eines EEG oder aEEG erwogen werden. Im Rahmen von Studien wurden auch andere elektrophysiologische Untersuchungen wie beispielsweise VEPs genutzt, um subtile Veränderungen der neuronalen Entwicklung nachzuweisen [25], in der Praxis spielen diese Untersuchungen jedoch keine Rolle.

Therapie

Allgemeines

Prinzipiell ist das neonatale Entzugssyndrom selbstlimitierend. Ziel jeder Therapie beim neonatalen Entzugssyndrom ist es, während der Entgiftung die Symptome auf ein erträgliches Maß zu reduzieren [12]. Hierzu stehen nichtmedikamentöse, supportive Maßnahmen und die Behandlung mit verschiedenen Medikamenten zur Verfügung. Das „Committe on Drugs" der „American Academy of Pediatrics" sieht eine Gabe von Medikamenten als indiziert an, wenn dadurch Fieber, relevanter Gewichtsverlust, und Krampfanfälle vermieden werden [12]. Im praktischen Alltag wird häufig eine medikamentöse Therapie begonnen, wenn ein Neugeborenes über mehrere Stunden Finnegan-Scores über 12 erreicht und diese beendet, wenn die Finnegan-Scores <8–9 liegen. Auch für das Titrieren der medikamentösen Behandlung wird häufig der Finnegan-Score oder alternativ der Lipsitz-Score genutzt [3, 5, 14, 32].

Die Therapie des neonatalen Entzugs ist in ganz besonderem Maße auf interdisziplinäre bzw. interprofessionelle Zusammenarbeit angewiesen (Abb. 6.2). Eine gute suchtmedizinische und geburtshilf-

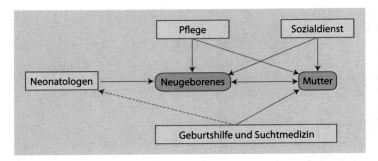

Abb. 6.2 Im Zentrum der interdisziplinären Zusammenarbeit stehen das Neugeborene und seine Mutter

liche Betreuung der drogenabhängigen Schwangeren bildet die Basis für die Therapie des Kindes. Durch die Opiatsubstitutionstherapie werden primär riskante Verhaltensweisen wie der intravenöse Drogengebrauch sowie Beschaffungskriminalität/-prostitution und damit das Risiko für eine Infektion mit HIV, HBV und HCV verringert oder vermieden [2, 23]. Andere für das Kind vorteilhafte Verhaltensweisen wie das Wahrnehmen der Schwangerschaftsvorsorgeuntersuchungen und ausreichende Ernährung werden durch die Substitutionstherapie verbessert [19, 23]. Auf das Thema der Betreuung der drogenabhängigen Schwangeren wird in den Kap. 3 und 4 noch wesentlich detaillierter eingegangen. Weiterhin ist die Rolle des pflegerischen Teams entscheidend. Pfleger und Schwestern leisten die Hauptarbeit der zeitintensiven supportiven Therapie (s. dort). Gleichzeitig übernehmen sie die Unterstützung und Anleitung der Mutter in der Pflege ihres Kindes. Auf die Rolle des Sozialdienstes und die soziale Sicherung der Kinder wird im Weiteren noch einmal kurz eingegangen werden. In Abb. 6.2 nicht dargestellt, aber ebenfalls von hoher Bedeutung ist der Informationsfluss zwischen den Fachrichtungen, beispielsweise die Information über vorliegende infektiöse Erkrankungen von der Geburtshilfe an die Neonatologie oder Rückmeldungen über die Mutter-Kind-Interaktion durch die Pflege an die Mitarbeiter des Sozialdienstes. Hierzu können regelmäßige Fallbesprechungen oder standardisierte Übergabeprotokolle nützlich sein.

Bei der Betrachtung der konkreten Behandlungsmodalitäten in verschiedenen Behandlungszentren fällt besonders ins Auge, dass sich die Studien untereinander stark unterscheiden. Die Dauer des behandlungsbedürftigen neonatalen Entzugs wird in Studien häufig als Maß für die Effektivität einer Therapie verwendet. Dabei reichen die mittleren Behandlungszeiträume in den Extremfällen von 4–9 Tagen [18] bis zu 85–112 Tagen [1, 5, 23, 31], eine Therapiedauer von zwei bis vier Wochen entspricht etwa dem Regelfall. Entsprechend unterschiedlich sind die äußeren Voraussetzungen, die eingesetzten Behandlungsmethoden und Medikamente (s. unten).

Zur Verbesserung der Qualität der Behandlung Neugeborener drogenabhängiger Mütter empfiehlt es sich insbesondere für Einrichtungen, die regelmäßig solche Patienten betreuen, ein standardisiertes Verfahren hierfür zu etablieren [12]. Dieser Behandlungsalgorithmus kann beispielsweise Angaben zu Überwachungsintervallen und -modalitäten, Beginn und Dosierungsvorschläge der medikamentösen Therapie und Ansprechpartner für komplexere Fragestellungen beinhalten. In der Praxis hat sich gezeigt, dass es immer wieder notwendig ist, mit zum Teil ambivalenten Gefühlen des Behandlungsteams gegenüber den Müttern der entzügigen Neugeborenen umzugehen. Regelmäßige Supervisionen, aber auch Schulungen der ärztlichen und pflegerischen Mitarbeiter, beispielsweise zur Erhebung des Finnegan-Scores oder der Durchführung der supportiven Therapie, sollten eingeplant werden.

Nichtmedikamentöse Therapie

Die Basistherapie des neonatalen Drogenentzugs, in der englischsprachigen Literatur als „supportive care" bezeichnet, ist gekennzeichnet durch einen hohen pflegerischen Aufwand. Störende Umweltreize sollen möglichst reduziert werden, z. B. durch Abdunkeln des Zimmers [12]. In den häufigen Wachphasen sollte möglichst prompt auf Äußerungen des Neugeborenen reagiert werden. So benötigen die Kinder häufige (oft 1- bis 2-stündliche) Mahlzeiten bei einem hohen Kalorienbedarf von 150–200 kcal/kg/Tag, der eine Anreicherung der Nahrung erforderlich machen kann. Weiterhin benötigen die Neugeborenen eine haltgebende, begrenzende Umgebung, idealerweise in Form von Körperkontakt. Hierbei ist es von Vorteil, wenn die Mutter in die Pflege des Kindes eingebunden werden kann [13, 20], insbesondere wenn eine 1-zu-1-Betreuung durch die Pflegenden der Station nicht möglich ist. Alternativ haben sich im praktischen Alltag Tragetücher, Pucken sowie ehrenamtliche Besuchsdienste bewährt.

Stillen ist im Rahmen der Behandlung des neonatalen Drogenentzugs grundsätzlich empfehlenswert, vorausgesetzt, es liegt keine anderweitige Kontraindikation, wie eine maternale HIV-Infektion, vor [12]. Es konnte gezeigt werden, dass bei vornehmlich gestillten Neugeborenen der Entzug weniger schwer verläuft [4] und die Mutter-Kind-Bindung gestärkt wird [16]. Methadon ist bei einer Substitutionsbehandlung der Mutter unabhängig von der eingenommenen Dosis nur in sehr geringen Konzentrationen in der Muttermilch nachweisbar [15]. Bei maternalem Beigebrauch von Benzodiazepinen, Barbituraten oder Kokain ist das Stillen des Neugeborenen nicht zu befürworten. Liegt eine mütterliche Infektion mit Hepatitis B vor, wird das Kind, unabhängig vom Wunsch zu stillen, postnatal aktiv und passiv immunisiert, eine Transmission über die Muttermilch ist nicht anzunehmen [27]. Im Falle einer Infektion der Mutter mit Hepatitis C ist Stillen ebenfalls möglich, es muss aber über ein Restrisiko der Transmission über blutende Brustwarzen erfolgen und durch gute Anleitung das Auftreten derselben vermieden werden [27].

Medikamentöse Therapie

Zur medikamentösen Therapie des neonatalen Entzugs stehen diverse Medikamente zur Verfügung. Vorrangig durchgesetzt hat sich in den letzten 10 Jahren die orale Morphinlösung (Abb. 6.3) [30], die in vier- bis sechsstündlichen Intervallen verabreicht und deren Dosis mithilfe eines Entzugsscores (s. oben) titriert wird [14]. Weniger verbreitet als Opiat für Neugeborene ist Methadon [6], auch Buprenorphin wurde im Rahmen von Studien zur Behandlung des neonatalen Entzugssyndroms eingesetzt [22].

Unter den Sedativa hatte Phenobarbital längere Zeit größere Bedeutung. Nachdem jedoch 2003 im Rahmen einer randomisiert-kontrollierten Studie an 75 Neugeborenen gezeigt wurde, dass die Behandlungsdauer unter Phenobarbital mit 12 Tagen länger war als

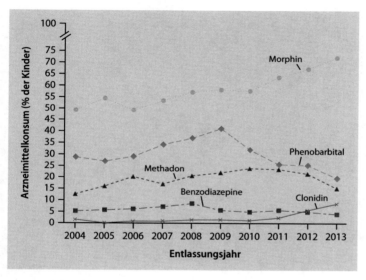

Abb. 6.3 Wirkstoffe zur medikamentösen Therapie des neonatalen Entzugssyndroms und ihre prozentuale Verteilung in den USA (nach [30])

unter Morphin mit 8 [14] wird es heute vor allem als Zweitlinienmedikament eingesetzt. Benzodiazepine werden eher ausnahmsweise verwendet. Seit ca. 2011 hat auch der Einsatz des α2-Blockers Clonidin eine Zunahme erfahren, wozu vornehmlich eine randomisiert-kontrollierte Studie beitrug, die Morphin in Kombination mit Clonidin gegen Morphin-Monotherapie an 80 Neugeborenen verglichen und einen von 15 auf 11 Tage verkürzten Entzug beobachtet hat (Abb. 6.4) [3]. Auch die Verwendung von Clonidin als Monotherapie wurde im vergangenen Jahr an 15 Neugeborenen im Vergleich zu 16 mit Morphin behandelten Neugeborenen als medikamentöse Behandlung des neonatalen Abstinenzsyndroms untersucht [5].

Soziale Sicherung

Für die Langzeitentwicklung der Kinder sind selbstverständlich nicht nur die intrauterine Substanzexposition und der neonatale Entzug

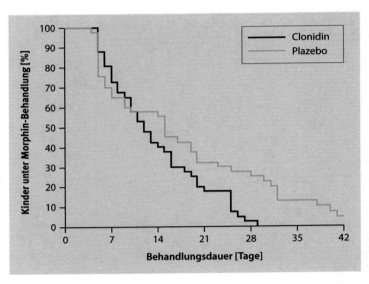

Abb. 6.4 Behandlungsdauer unter Morphin + Clonidin versus Morphin + Placebo (nach [3])l

entscheidend, sondern auch in hohem Maße das soziale Umfeld [21, 28].

Die Planung der Entlassungsmodalitäten für das Kind sollte möglichst frühzeitig beginnen. Wenn irgend möglich, sollten Mitarbeiter des Klinik-Sozialdienstes bereits während der Schwangerschaft involviert werden und anstreben, eine Einschätzung der mütterlichen Schwierigkeiten und Ressourcen vornehmen. Hierbei liegt das Hauptaugenmerk im materiellen Bereich auf das Vorhandensein einer angemessenen Wohnung und einer Erstausstattung für das Kind, im personellen Bereich darauf, welche weitere familiäre Unterstützung in Form einer funktionierenden Partnerschaft oder auch vor Ort lebender Großeltern des Kindes vorhanden sind. Auch die Zuverlässigkeit der Mutter, z. B. beim Einhalten von Terminen oder der Versorgung bereits vorhandener Kinder, kann erstmals eingeschätzt werden. Das Aufbauen einer Vertrauensbasis der Mutter in das Helfersystem kann ebenfalls bereits pränatal angestrebt werden. War dies alles aus verschiedenen Gründen nicht möglich, sollte so bald wie möglich nach der Geburt damit begonnen werden. Auch das Jugendamt ist rechtzeitig zu involvieren und eine Helferkonferenz abzuhalten. Vorbereitend empfiehlt es sich, im regelmäßigen Austausch, beispielsweise in wöchentlichen Sozialvisiten, zu bleiben. Schwestern und Pfleger sind durch ihre dauerhafte Präsenz in der Nähe des Kindes meist am ehesten in der Lage, eine Einschätzung der Mutter-Kind-Interaktion und der mütterlichen Kompetenzentwicklung in der Betreuung ihres Kindes zu geben.

Möglichkeiten, eine Familie mit einer drogenabhängigen Mutter und zum Teil auch Vater zu unterstützen, reichen von der Hilfe beim Beantragen von Wohn- oder Kindergeld über Besuche durch eine Familienhebamme oder andere aufsuchende Hilfen bis hin zur Vermittlung der Mutter-Kind-Dyade in ein betreutes Mutter-Kind-Heim. Ist all dies nicht ausreichend, kann zur Sicherung des Kindeswohls eine Unterbringung in einer Pflegefamilie erforderlich sein [21].

Eine längerfristige entwicklungsneurologische Betreuung der Kinder wäre wünschenswert, dies ist aber im Gegensatz zur Betreuung von Kindern mit Asphyxie oder Frühgeburtlichkeit noch nicht vergleichbar etabliert [9, 21].

Zusammenfassung

Die Diagnose des neonatalen Entzugssyndroms kann aus einer Zusammenschau des klinischen Bildes, der Anamnese und der Mekoniumtoxikologie gestellt werden.

Behandelt werden alle opiatexponierten Neugeborenen mit einer supportiven Therapie aus Abschirmung von Umweltreizen, Zuwendung und häufiger Nahrungszufuhr. Ist dies nicht ausreichend, kann eine medikamentöse Behandlung, vorrangig mit Morphin, durchgeführt werden. Als ergänzende oder Zweitlinienmedikamente stehen Clonidin und Phenobarbital zur Verfügung. Das soziale Entlassungsmanagement spielt eine zentrale Rolle bei der Betreuung von Neugeborenen drogenabhängiger Mütter.

Literatur

1. **Abdel-Latif ME, Pinner J, Clews S et al.** Effects of breast milk on the severity and outcome of neonatal abstinence syndrome among infants of drug-dependent mothers. Pediatrics 2006; 117: e1163–1169.
2. **Addiction NCDPoEMToO.** Effective medical treatment of opiate addiction. Jama 1998; 280: 1936–1943
3. **Agthe AG, Kim GR, Mathias KB et al.** Clonidine as an adjunct therapy to opioids for neonatal abstinence syndrome: a randomized, controlled trial. Pediatrics 2009; 123: e849–856.
4. **American Academy of Pediatrics CoD.** Neonatal drug withdrawal. Pediatrics 1998; 101: 1079–1088.
5. **Bada HS, Sithisarn T, Gibson J et al.** Morphine versus clonidine for neonatal abstinence syndrome. Pediatrics 2015; 135: e383–391.
6. **Brown MS, Hayes MJ, Thornton LM.** Methadone versus morphine for treatment of neonatal abstinence syndrome: A prospective randomized clinical trial. J Perinatol 2015; 35: 278–283.
7. **Chiriboga CA.** Fetal alcohol and drug effects. Neurologist 2003; 9: 267–279.
8. **Finnegan LP, Connaughton JF Jr., Kron RE et al.** Neonatal abstinence syndrome: assessment and management. Addict Dis 1975; 2: 141–158.
9. **Gortner L.** [Neonatal abstinence syndrome – change in therapy options?]. Klin Pädiatr 2013; 225: 243–244.
10. **Gray TR, Choo RE, Concheiro M et al.** Prenatal methadone exposure, meconium biomarker concentrations and neonatal abstinence syndrome. Addiction 2010; 105: 2151–2159.
11. **Hansen HH, Krutz B, Sifringer M et al.** Cannabinoids enhance susceptibility of immature brain to ethanol neurotoxicity. Ann Neurol 2008; 64: 42–52.
12. **Hudak ML, Tan RC, CoD et al.** Neonatal drug withdrawal. Pediatrics 2012; 129: e540–560.
13. **Hunseler C, Bruckle M, Roth B et al.** Neonatal opiate withdrawal and rooming-in: a retrospective analysis of a single center experience. Klin Pädiatr 2013; 225: 247–251.

14. **Jackson L, Ting A, McKay S et al.** A randomised controlled trial of morphine versus phenobarbitone for neonatal abstinence syndrome. Arch Dis Child Fetal Neonatal Ed 2004; 89: F300–304.

15. **Jansson LM, Choo R, Velez ML et al.** Methadone maintenance and breastfeeding in the neonatal period. Pediatrics 2008; 121: 106–114.

16. **Jansson LM, Velez M, Harrow C.** Methadone maintenance and lactation: a review of the literature and current management guidelines. J Hum Lact 2004; 20: 62–71.

17. **Jones HE, Heil SH, Tuten M et al.** Cigarette smoking in opioid-dependent pregnant women: neonatal and maternal outcomes. Drug Alcohol Depend 2013; 131: 271–277.

18. **Jones HE, Kaltenbach K, Heil SH et al.** Neonatal abstinence syndrome after methadone or buprenorphine exposure. N Engl J Med 2010; 363: 2320–2331.

19. **Kaltenbach K, Berghella V, Finnegan L.** Opioid dependence during pregnancy. Effects and management. Obstet Gynecol Clin North Am 1998; 25: 139–151.

20. **Kirchner L, Graf-Rohrmeister K, Klebermass-Schrehof K et al.** Neonatal abstinence syndrome in European and North American neonates: differences in clinical characteristics derived from a prospective randomized trial. Klin Pädiatr 2014; 226: 274–280.

21. **Klein M.** Kinder drogenabhängiger Eltern. Fakten, Hintergründe, Perspektiven [Children of drug addicted parents – facts, background, perspectives]. Report Psychologie 2003; 28: 358–371.

22. **Kraft WK, Gibson E, Dysart K et al.** Sublingual buprenorphine for treatment of neonatal abstinence syndrome: a randomized trial. Pediatrics 2008; 122: e601–607.

23. **Lejeune C, Simmat-Durand L, Gourarier L et al.** Prospective multicenter observational study of 260 infants born to 259 opiate-dependent mothers on methadone or high-dose buprenophine substitution. Drug and Alcohol Dependence 2006; 82: 250–257.

24. **Lipsitz PJ.** A proposed narcotic withdrawal score for use with newborn infants. A pragmatic evaluation of its efficacy. Clin Pediatr 1975; 14: 592–594.

25. **McGlone L, Mactier H, Hamilton R et al.** Visual evoked potentials in infants exposed to methadone in utero. Arch Disease Childhood 2008; 93: 784–786.

26. **Montgomery D, Plate C, Alder SC et al.** Testing for fetal exposure to illicit drugs using umbilical cord tissue vs meconium. J Perinatol 2006; 26: 11–14.

27. **Ohe G.** Erkrankungen der Mutter in der Stillzeit: Hepatitiden. 2013 (http://www.stillen-institut.com/de/erkrankungen-der-mutter-in-der-stillzeit-1.html – letzter Zugriff: Mai 2016).

28. **Ornoy A, Michailevskaya V, Lukashov I et al.** The developmental outcome of children born to heroin-dependent mothers, raised at home or adopted. Child Abuse Neglect 1996; 20: 385–396.

29. **Ostrea EM Jr., Brady MJ, Parks PM et al.** Drug screening of meconium in infants of drug-dependent mothers: an alternative to urine testing. J Pediatr 1989; 115: 474–477.

30. **Tolia VN, Patrick SW, Bennett MM et al.** Increasing incidence of the neonatal abstinence syndrome in U.S. neonatal ICUs. N Engl J Med 2015; 372: 2118–2126.

31. **Ziegler M, Poustka F, Loewenich V et al.** Postpartale Risikofaktoren in den Entwicklung von Kindern opiatabhängiger Mütter. Ein Vergleich zwischen Müttern mit und ohne Methadon-Substitution. Nervenarzt 2000; 71: 730–736.

32. **Zimmermann-Baer U, Notzli U, Rentsch K et al.** Finnegan neonatal abstinence scoring system: normal values for first 3 days and weeks 5-6 in non-addicted infants. Addiction 2010; 105: 524–528.

7 Überblick über die rechtlichen Rahmenbedingungen des Kinderschutzes

Manuela Nagel

Internationales Recht

Die gesetzlichen Regelungen zum Kinderschutz und Kindeswohl in Deutschland finden ihren Ursprung in der 1989 formulierten und 1992 von Deutschland unterzeichneten und in Kraft getretenen UN-Kinderrechtskonvention. Diese internationalen Vereinbarungen legen in Artikel 1 Grundrechte für Kinder von Geburt an fest und geben in Artikel 3 vor, dass alle Maßnahmen vorrangig das Wohl des Kindes zu berücksichtigen haben. Weiter verpflichten sich die Vertragsstaaten in Artikel 19, alle „geeigneten Gesetzgebungs-, Verwaltungs-, Sozial- und Bildungsmaßnahmen" zum Schutz vor Gewaltanwendung, Misshandlungen und Verwahrlosung zu treffen, solange sich Kinder in der Obhut von Personensorgeberechtigten befinden. Auch die Anforderungen an Schutzmaßnahmen, ein Meldeverfahren und das Vorgehen bei Verletzungen des Kindeswohls sind in diesem Artikel festgelegt [10].

Nationales Recht

Im deutschen Grundgesetz wird das Recht auf körperliche Unversehrtheit, auf freie Entfaltung der Persönlichkeit und die Gleichheit von Männern und Frauen festgeschrieben [5]. Kinder werden explizit in Artikel 6 benannt, in dem den Eltern das natürliche Recht und die Pflicht zur Pflege und Erziehung ihrer Kinder zugewiesen werden. Hier ist auch geregelt, dass darüber die staatliche Gemeinschaft wacht und eine Trennung eines Kindes von der Familie nur möglich ist, wenn die Eltern versagen. Das Kind ist im Grundgesetz lediglich über die Rechte der Eltern vertreten und wird nicht mit eigenen Rechten bedacht.

Dadurch ergibt sich ein Spannungsfeld zwischen den im Völkerrecht formulierten Kinderrechten zu deren Wohl und dem im Grundgesetz formulierten verfassungsrechtlich besonders geschützten Grundrecht der Eltern, in das nur bei Versagen eingegriffen werden kann.

Die Definition eines solchen Versagens ist im 4. Buch des Bürgerlichen Gesetzbuches als Teil des Familienrechts getroffen. Dort werden Inhalte und Grenzen der Personensorge und das Recht von Kindern auf gewaltfreie Erziehung beschrieben. Des Weiteren beschreibt das Gesetz, unter welchen Umständen das Familiengericht einschreiten darf: wenn das geistige, seelische oder körperliche Wohl gefährdet ist und die Eltern nicht Willens oder in der Lage sind, diese Gefährdung abzuwenden [3].

Die „staatliche Gemeinschaft", die laut Grundgesetz über die Elternrechte und -pflichten wacht, wird durch die Institutionen des Staates bzw. des Bundes repräsentiert. Deren konkrete Aufgaben sind im Sozialgesetzbuch (SGB VIII) ausgeführt.

> **Wichtig**
>
> Im § 1 III Nr. 3 SGB VIII wird ausgeführt, dass die „Kinder- und Jugendhilfe" die Minderjährigen vor Gefährdungen ihres Wohls zu schützen hat. Mit „Kinder- und Jugendhilfe" ist überbegrifflich eine Vielzahl von Trägern bezeichnet [8].
>
> Mit Einführung des Gesetzes zur Weiterentwicklung der Kinder- und Jugendhilfe (Kinder- und Jugendhilfeweiterentwicklungsgesetz – KICK) 2005 wurde § 8a SGB VIII eingefügt, der explizit einen Schutzauftrag des Jugendamtes und die Voraussetzungen für familiengerichtliche Maßnahmen beschreibt. Zudem wird dem Jugendamt die Zuständigkeit bereits während der Schwangerschaft zugeschrieben.

Demnach hat das Jugendamt bei „gewichtigen Anhaltspunkten" im Rahmen einer Gefährdungseinschätzung zu klären, ob tatsächlich eine Gefährdung des Kindeswohls von Seiten der Erziehungsberechtigten und/oder des sozialen Umfelds vorliegt und muss diese ggf. konkretisieren. Bei vorliegender potenzieller oder akuter Gefährdung des Kindeswohls sind geeignete Hilfemaßnahmen zur Abwendung der Gefahr anzubieten. Hierfür ist eine „insofern erfahrene Fachkraft" hinzuzuziehen. Zudem entscheiden die Fachkräfte des Jugendamtes, ob das Familiengericht einzubeziehen ist. Besteht eine dringende Gefährdung des Kindeswohls, die ein sofortiges Handeln notwendig macht, muss das Jugendamt das Kind in Obhut nehmen [7].

Dieses Vorgehen setzt voraus, dass dem Jugendamt mögliche Gefährdungen bekannt sind oder bekannt gemacht werden.

Mit Verabschiedung des Bundeskinderschutzgesetzes (BKiSchG) und dem darin enthaltenen Gesetz zur Kooperation und Information im Kinderschutz (KKG) im Januar 2012 sowie dem Aufbau des bundesweiten „Netzwerks frühe Hilfen", wurden gesetzliche Grundlagen und Strukturen für den integrativen Kinderschutz geschaffen. Alle öffentlichen und freien Einrichtungen der Kinder- und Jugendhilfe sowie Dienste und Einrichtungen, die mit Kindern, Jugendlichen oder Familien in Kontakt kommen, wurden auf dieser Basis in das Netzwerk für verbindlichen Kinderschutz einbezogen (BKiSchG §§ 1–3 [1]). Im Zuge dessen wurden erneut Änderungen des § 8 SGB VIII vorgenommen.

Weiterhin wurde gesetzlich geregelt, dass alle Professionen, einschließlich der mit Schweigepflicht, bei Hinweisen auf Gefährdung des Kindeswohls auf eine Inanspruchnahme von Beratungen und Hilfen hinwirken müssen. Werden die Hilfen nicht in Anspruch genommen oder bleibt die Gefährdung bestehen, ist das Jugendamt zu informieren – im Notfall auch ohne die Einwilligung der Personensorgeberechtigten, jedoch mit deren Wissen (BKiSchG § 4 [1]).

Das formulierte Ziel des Bundeskinderschutzgesetzes liegt darin, „das Wohl von Kindern und Jugendlichen zu schützen und ihre körperliche, geistige und seelische Entwicklung zu fördern" [4].

Landes- und kommunales Recht

Viele Bundesländer haben aufgrund einer fehlenden bundesweiten gesetzlichen Regelung eigene Gesetze zum Kinderschutz erlassen. Das Berliner Kinderschutzgesetz, das im Dezember 2009 in Kraft trat (KiSchuG), regelt z. B. ein Einladungswesen und Rückmeldeverfahren zur Inanspruchnahme von Früherkennungsuntersuchungen von Kindern mit Wohnsitz im Land Berlin. Zudem wurden hier bereits Rahmenbedingungen und Strukturen für ein „Netzwerk Kinderschutz", im Sinne des präventiven Kinderschutzes und frühzeitige Hilfen, sowie zur Sicherstellung von Kooperationen zwischen allen für den Kinderschutz wichtigen Einrichtungen geschaffen. Auch die Weitergabe von Daten im Falle der Gefährdung des Kindeswohls ist im § 11 KiSchuG seit 2009 geregelt, um auf der Landesebene ein geordnetes Vorgehen zu etablieren.

Infolge dieses Gesetzes wurden zahlreiche Kooperationsverträge zwischen verschiedenen kinder- und jugendbezogenen Einrichtungen und den Jugendämtern geschlossen, um bei Hinweisen auf Gefährdung des Kindeswohls ein effektives Vorgehen sicherzustellen. Im Zuge dessen wurden innerhalb der lokalen Kinder- und Jugendhilfen Ausführungsvorschriften entwickelt.

Der Sachverhalt der Datenübermittlung wurde in den einzelnen Ländergesetzen jedoch derart unterschiedlich geregelt, dass in den Berufsgruppen erhebliche Unsicherheiten zum Vorgehen entstanden. Daraus ergab sich für den Bund die dringende Notwendigkeit zur Verabschiedung eines Kinderschutzgesetzes, das strittige Fragestellungen bundesweit einheitlich regelt.

Bedeutung für die Arbeit mit suchtmittelabhängigen Schwangeren oder Gebärenden

Die gesetzlichen und gesellschaftlichen Anforderungen an die Sorge um das Wohl der Kinder sind durch die international geltenden Kinderrechte hoch. In unseren Grundrechten sind jedoch die Verantwortung und die Sorge für das Wohl des Kindes verfassungsrechtlich ein primäres Recht und eine Pflicht der Eltern. Die staatliche Gemeinschaft hat eine Überwachungsverpflichtung, die durch das Bundeskinderschutzgesetz deutlich konkretisiert wurde.

Auf der kommunalen Ebene gibt es in vielen Bundesländern den Konsens, dass Suchtmittelkonsum eines oder beider Elternteile eine potenzielle Kindeswohlgefährdung darstellt und in die besondere Überwachung, zumindest in die Risikoeinschätzung der Kinder- und

Jugendhilfe gehört. Dies gilt bereits in der Schwangerschaft. Dazu gibt es mit einigen Jugendämtern Kooperationsvereinbarungen, die das Vorgehen diesbezüglich ausdrücklich formulieren.

Die verpflichtende Zusammenarbeit im Kinderschutz, die das Bundeskinderschutzgesetz für alle Einrichtungen festgelegt hat, hat die Verantwortung für die Risikoeinschätzung einer Gefährdung des Kindeswohls, dementsprechend auch an Einrichtungen und Träger adressiert, die mit Kindern, Schwangeren oder Eltern in Kontakt kommen und die Zusammenarbeit zwischen den Einrichtungen strukturiert. Dadurch ist das Thema Kinderschutz auch im Suchthilfebereich, der im Wesentlichen mit der Betreuung und Versorgung der Konsumenten und Konsumentinnen beauftragt ist, etabliert worden. Der professionelle Blick auf das Wohl der Kinder wurde entwickelt und geschärft.

Da schwangere Frauen, auch suchtmittelabhängige Schwangere, in der Regel sehr motiviert sind, „gute" Mütter zu werden, sind sie dem Gedanken, das Wohl des Kindes schützen zu wollen, grundsätzlich aufgeschlossen. Auch diesen Frauen ist bekannt, dass in der Vergangenheit Kinder durch ihre Eltern zu Schaden gekommen oder verstorben sind und sie kennen die „Abstürze", die im Rahmen von Suchtmittelkonsum geschehen können. Daher sind sie, trotz möglicher Vorbehalte aus vergangenen Erfahrungen, in der Regel bereit, den Kontakt zum Kinder- und Jugendhilfesystem zuzulassen. Zudem ist den meisten Frauen bekannt, dass sie aufgrund gesetzlicher Vorgaben den Kontakt zum Jugendamt spätestens nach Geburt des Kindes nicht umgehen können, es sei denn, sie halten ihren Konsum gegenüber allen Einrichtungen geheim.

Genau in diesem Geheimhaltungsbestreben steckt eine besonders große Gefährdung für das Kindeswohl, da in diesen Fällen wegen des fehlenden Problembewusstseins der Mutter Hilfen und Überwachung nicht möglich sind.

In diesen Fällen und in den Fällen, in denen ambulante Hilfen nicht sicher ausreichen und stationäre Hilfen abgelehnt oder aus anderen Gründen nicht eingesetzt werden können, ist eine Fremdunterbringung des Neugeborenen für eine Übergangszeit oder auf Dauer nötig. Dazu ist der Antrag der Mutter/Eltern beim Jugendamt zu stellen. Wird dieses abgelehnt, muss das Familiengericht eingeschaltet und möglicherweise das Kind in Obhut genommen werden.

In diesen Fällen geht es dann um den Eingriff in das verfassungsrechtlich gesicherte Recht der Eltern. Um an diesem Punkt erfolgreich zu sein, sind sehr gewichtige Gründe der Kindeswohlgefährdung vorzutragen und zu belegen. Dies ist in der Situation direkt nach der Geburt des Kindes nicht immer ausreichend möglich, da die Gefährdung sich hauptsächlich in dem zu vermutenden weiteren Verlauf des Suchtmittelkonsums der Mutter oder Eltern und den sozialen Folgen daraus begründen lässt.

Familiengerichte müssen in diesem Fall ggf. gegen ein bestehendes Grundrecht entscheiden. Das Bundesverfassungsgericht wacht über die Einhaltung des Grundgesetzes und in vielen Beschlüssen des Bundesverfassungsgerichts zu Sorgerechtsstreitigkeiten wird deutlich, wie hoch die rechtliche Hürde bei Eingriffen in das Elternrecht gesetzt ist. Es finden sich z. B. Beschlüsse, in denen es heißt, „das elterliche Fehlverhalten muss vielmehr ein solches Ausmaß erreichen, dass das Kind bei einem Verbleiben in seiner Familie in seinem körperlichen, geistigen oder seelischen Wohl nachhaltig gefährdet ist" [2]. In diesem Punkt weicht die derzeitige Rechtsprechung deutlich von den oben genannten Forderungen der UN-Kinderrechtskonvention ab.

Diese Hürden der rechtlichen Ebene finden sich möglicherweise gerade in den besonders schwierigen Fällen auf der Ebene der Jugendämter wieder, wenn z. B. Hilfepläne mit Hilfen erarbeitet werden, um eine Familie zu begleiten, die aus professioneller Sicht das Kindeswohl eventuell nicht ausreichend schützt, die Eltern für andere Maßnahmen jedoch kein Einverständnis geben und ein familienrichterlicher Beschluss aussichtslos erscheint. Wahrscheinlicher ist, dass Beschlüsse des Familiengerichts zu Eingriffen in das Elternrecht von den Eltern in den weiteren Instanzen erfolgreich angefochten werden und es dadurch zu Rückführungen der Kinder aus Pflegeverhältnissen kommt, die nicht an der Beseitigung einer potenziellen Gefährdung für das Kind gemessen werden, sondern an den gesetzlichen Unwegsamkeiten der gefassten Beschlüsse.

Kinder in Pflegefamilien

Wenn Kinder aus verschiedenen Gründen nicht oder zunächst nicht bei ihren Eltern leben können, können sie, zeitlich begrenzt, in einer Pflegefamilie aufgenommen werden. Dies kann auf Antrag der Eltern beim Jugendamt oder mit familienrichterlichem Beschluss geschehen.

Es gibt verschiedene Formen der Pflegeverhältnisse. Sie orientieren sich unter anderem daran, ob das Kind perspektivisch vorübergehend oder eher dauerhaft bei einer Pflegefamilie oder bei seiner Herkunftsfamilie leben soll.

In der „Kurzzeitpflege" ist geplant, dass das Kind absehbar zurück in seine Herkunftsfamilie soll. Der Zeitrahmen der Kurzzeitpflege, in der Regel 3–6 Monate, und die Kriterien für die Rückführung des Kindes sind mit dem Jugendamt schriftlich vereinbart. Die Eltern sollen weiter Hauptbezugspersonen des Kindes bleiben und die Pflegeeltern müssen eng mit den Eltern zusammenarbeiten.

In der so genannten „Bereitschaftspflege" ist noch nicht klar, ob das Kind absehbar zu den Eltern zurückgeführt oder in eine Dauerpflege oder ein Heim weitervermittelt werden wird. Diese Pflegeform findet sich häufig nach familienrichterlichen Beschlüssen, nach denen das Kind zunächst nicht zu den Eltern kann. Auch in diesem Fall gibt es formulierte Kriterien, die, in einem festgelegten Zeitrahmen, zur nächsten Entscheidung führen. Auch diese Pflegeform sieht eine Zusammenarbeit mit den Eltern vor.

In der „Dauerpflege" soll das Kind perspektivisch langjährig bei den Pflegeeltern aufwachsen. In diesem Fall sind die Pflegeeltern die Hauptbezugspersonen [6].

In der Arbeit mit Familien mit einer Suchtmittelkonsumproblematik werden die Kinder, die nach der Geburt zunächst nicht zu ihren Eltern können, meistens in einem Kurzzeitpflegeverhältnis oder einer Bereitschaftspflege untergebracht. Dies sind Pflegeverhältnisse, bei denen ein längerer Aufenthalt des Kindes nicht vorgesehen ist. Der Wechsel zu den Eltern oder in ein anderes Pflegeverhältnis ist vorgesehen. Dies ist der zweite, geplante Wechsel des neugeborenen Kindes.

Wird ein Beschluss des Familiengerichts zur Unterbringung des Kindes von den Eltern erfolgreich angefochten, geht das Kind zurück zu den Eltern, ohne dass notwendigerweise die Gefährdung beseitigt wurde, die zu einem Beschluss der Fremdunterbringung führte.

Wenn die Kinder mit dem Einverständnis der Mutter/Eltern zunächst bei einer Pflegefamilie leben, haben die Eltern das volle Sorgerecht für das Kind. Wenn die Eltern eine möglichst schnelle Rückführung anstreben, wird die Erfüllung vorher besprochener Kriterien für die Rückführung mit dem Jugendamt schriftlich vereinbart. Dennoch trägt ihr Einverständnis die Unterbringung des Kindes und diese kann jederzeit von den Eltern widerrufen werden und einen richterlichen Beschluss notwendig machen.

Mit der Suchterkrankung eines oder beider Elternteile geht einher, dass, neben stabilen Phasen des Konsums und der psychosozialen Situation, es immer wieder zu krisenhaften Situationen kommen kann, die mit Rückfällen unterschiedlicher Ausprägung und psychischen sowie sozialen Einbrüchen einhergehen können. Dies kann bedeuten, dass es berechtigt zu der Rückführung des Kindes zu den Eltern kommt, sich aber zu einem späteren Zeitpunkt erneut eine Gefährdungssituation ergeben könnte, die eine erneute Unterbringung des Kindes erfordert.

Dieser, möglicherweise häufige, Wechsel der Kinder zwischen verschiedenen Pflegeverhältnissen und der Herkunftsfamilie scheint im Wesentlichen in dem Grundrecht der Eltern auf die Versorgung ihrer Kinder begründet zu sein.

Mit einem Grundrecht des Kindes auf das größtmögliche Wohl würden diese häufigen Bindungsabbrüche für das Kind vermutlich seltener auftreten.

Auch in den UN-Kinderrechtskonventionen hat ein Kind das Recht, von seinen Eltern erzogen zu werden, wenn es dem Wohl des Kindes entspricht. Ebenso fordern die Kinderrechte, dass der Staat die Eltern dementsprechend zu fördern hat [9].

Fazit

Solange die Rechte des Kindes gesetzlich nicht gleichwertig zu den Rechten der Eltern geregelt sind, werden wir uns mit unseren Ansprüchen für das Wohl des Kindes in einem widersprüchlichen Spannungsfeld zur aktuellen gesetzlichen Lage befinden.

Literatur und Quellen

1. **Bundeskinderschutzgesetz (BKiSchG),** §§ 1–4.
2. **Bundesverfassungsgericht (BVerfGE):** 60, 79, 91; BVerfG, Beschluss vom 28. Februar 2012 – 1 BvR 3116/11 –, FamRZ 2012, 649).
3. **Bürgerliches Gesetzbuch (BGB),** §1631.
4. **Gesetz zur Kooperation und Information im Kinderschutz (KKG),** §1, Absatz 1.
5. **Grundgesetz (GG),** Artikel 2 und 3.
6. **Kindler H, Helming E, Meysen T, Jurczyk K (Hrsg.).** Handbuch Pflegekinderhilfe. Deutsches Institut für Jugendhilfe und Familienrecht (DJI) e.V., 2011, S. 48ff).
7. **Sozialgesetzbuch (SGB) VIII,** §8a.
8. **Sozialgesetzbuch (SGB) VIII,** § 3.
9. **UN-Kinderrechtskonvention,** Artikel 18, Absatz 1 und 2.
10. **UNICEF Deutschland.** Konvention über die Rechte des Kindes, 1992.

Autoren

Prof. Dr. med. Ludwig Gortner
Klinik für Kinder- und Jugendheilkunde
Medizinische Universität Wien
Währinger Gürtel 18–20
A-1180 Wien
ludwig.gortner@uniklinikum-saarland.de

Dr. med. Georgine Huber
Klinik St. Hedwig
Spezielle Geburts- und Perinatalmedizin
Ultraschall DEGUM Stufe II
Grundversorgung Suchtmedizin
Steinmetzstr. 1–3
93049 Regensburg
georgine.huber@barmherzige-regensburg.de

Sonja Mücke
Charité – Universitätsmedizin Berlin
CVK: Campus Virchow-Klinikum
Klinik für Neonatologie
Augustenburger Platz 1
13353 Berlin
sonja-karin.muecke@charite.de

Dipl. Soz.-Päd. Manuela Nagel
Charité – Universitätsmedizin Berlin
CVK: Campus Virchow-Klinikum
Klinik für Geburtsmedizin
Ambulanz für Suchterkrankungen und Infektionen
     in der Schwangerschaft
Augustenburger Platz 1
13353 Berlin
manuela.nagel@charite.de

Prof. Dr. med. Bernhard Roth
Klinik und Poliklinik für Kinder- und Jugendmedizin
Neonatologie und pädiatrische Intensivmedizin
Universitätsklinikum Köln
Kerpener Straße 62
50937 Köln
bernhard.roth@uk-koeln.de

Dr. Jan-Peter Siedentopf
Charité – Universitätsmedizin Berlin
CVK: Campus Virchow-Klinikum
Klinik für Geburtsmedizin
Ambulanz für Suchterkrankungen und Infektionen
    in der Schwangerschaft
Augustenburger Platz 1
13353 Berlin
jan-peter.siedentopf@charite.de

Printed in the United States
By Bookmasters